Recetas de Ensaladas & Libro De Cocina Basado En Plantas & Atracón de comida de Comida & Fitness y Nutrición & El entrenamiento completo del peso corporal

El siguiente libro se reproduce a continuación con el objetivo de proporcionar información lo más precisa y confiable posible. En cualquier caso, la compra de este libro puede considerarse como un consentimiento al hecho de que tanto el editor como el autor de este libro no son expertos en los temas tratados y que las recomendaciones o sugerencias que se hacen en este documento son solo para fines de entretenimiento. Los profesionales deben ser consultados según sea necesario antes de emprender cualquiera de las acciones aquí mencionadas.

Esta declaración se considera justa y válida tanto por la American Bar Association como por el Comité de la Asociación de Editores y es legalmente vinculante en todos los Estados Unidos.

Además, la transmisión, duplicación o reproducción de cualquiera de los siguientes trabajos, incluida información específica, se considerará un acto ilegal independientemente de si se realiza de forma electrónica o impresa. Esto se extiende a la creación de una copia secundaria o terciaria del trabajo o una copia grabada y solo se permite con el consentimiento expreso por escrito del Editor. Todos los derechos adicionales reservados.

La información en las siguientes páginas se considera, en términos generales, como una descripción veraz y precisa de los hechos y, como tal, cualquier falta de atención, uso o mal uso de la información en cuestión por parte del lector hará que las acciones resultantes sean únicamente de su competencia. No hay escenarios en los que el editor o el autor original de este trabajo puedan ser considerados responsables de cualquier dificultad o daño que pueda ocurrirles después de realizar la información aquí descrita.

Además, la información en las siguientes páginas está destinada únicamente a fines informativos y, por lo tanto, debe considerarse como universal. Como corresponde a su naturaleza, se presenta sin garantía con respecto a su validez prolongada o calidad provisional. Las marcas comerciales que se mencionan se realizan sin consentimiento por escrito y de ninguna manera pueden considerarse un respaldo del titular de la marca comercial.

Tabla de contenido

El libro de cocina completo de recetas de ensaladas En español/ The complete cookbook of salad recipes In Spanish

Capítulo 1: Recetas Tradicionales de Ensaladas.

Ensalada clásica de tres frijoles.

Tiempo total de preparación y cocción: 9 horas
Rinde: 6 porciones

Qué Usar

- Pimienta (al gusto)
- Sal (al gusto)
- Azúcar blanca (.25 taza)
- Aceite vegetal (.5 taza)
- Vinagre (.5 taza)
- Pimientos picados escurridos (4 oz.)
- Pimiento verde picado (1 taza)
- Apio picado (1 taza)
- Cebolla picada (1 taza)
- Frijoles rojos escurridos (16 oz.)
- Judías amarillas escurridos (16 oz.)
- Judías verdes escurridas (16 oz.)

Qué hacer

1. En un tazón, combine el pimiento verde, el apio, la cebolla, los frijoles, las judías amarillas, los pimientos y los frijoles verdes y mezcle para combinar bien.
2. En una cacerola coloque la pimienta, la sal, el aceite, el azúcar y el vinagre y mezcle bien antes de colocarla en la estufa sobre una hornilla a fuego alto y deje que hierva, revolviendo todo para que el azúcar se disuelva.

3. Mezcle la ensalada con el aderezo para cubrir antes de colocar la fuente de servir en el refrigerador durante al menos 8 horas para permitir que los sabores se mezclen adecuadamente.

Ensalada clásica israelí de pepino y tomate.

Tiempo total de preparación y cocción: 20 minutos
Rinde: 6 porciones

Qué usar

- ☒ Pimienta (al gusto)
- ☒ Sal (al gusto)
- ☒ Jugo de limón (2 cucharadas)
- ☒ Aceite de oliva (.5 taza)
- ☒ jo picado (2 cucharadas)
- ☒ Pimiento rojo (cortado en cubitos, sin semillas)
- ☒ Cebolla morada (.5 taza cortada en cubitos)
- ☒ Tomates roma (en 4 cubitos, sin semillas)
- ☒ Pepinos ingleses (en 4 cubitos)

Qué hacer

1. Combine la pimienta, la sal, el jugo de limón y el aceite de oliva en un tazón pequeño y mezcle para combinar bien.
2. Agregue los pepinos ingleses, los tomates roma, la cebolla morada, el pimiento rojo y el ajo picado en un tazón y mezcle bien.
3. Mezcle con el aderezo para asegurarse de que esté completamente recubierto.

Ensalada clásica de siete capas.

Tiempo total de preparación y cocción: 50 minutos
Rinde: 8 porciones

Qué Usar

- ☒ Pimienta (al gusto)
- ☒ Sal (al gusto)
- ☒ Tocino cocido, desmenuzado (.5 taza)
- ☒ Castañas en agua escurridas y en rodajas (4 oz.)
- ☒ Guisantes descongelados (10 oz.)
- ☒ Aceitunas negras escurridas y en rodajas (6 oz.)
- ☒ Tomates roma picados (al gusto)
- ☒ Lechuga iceberg deshojada (4 tazas)
- ☒ Mayonesa (1.25 tazas)
- ☒ Queso cheddar rallado(2 tazas)

Qué hacer

1. En un tazón pequeño, combine la mayonesa y el queso cheddar y mezcle bien.
2. En un tazón de vidrio, forme la lechuga en una capa firme en el fondo del tazón. Cubra esa capa con una capa de tomates, seguida de una capa de aceituna negra, luego una capa de guisantes y finalmente una capa de castañas. Cubra con una capa de queso cheddar y luego termine con una capa de tocino.
3. Cubra la capa de tocino con una capa firme de envoltura de plástico y luego coloque la ensalada en el refrigerador durante al menos 30 minutos.
4. Servir frío.

Ensalada clásica de pepino.

Tiempo total de preparación y cocción: 135 minutos
Rinde: 6 porciones

Qué Usar

- ☒ Pimienta (al gusto)
- ☒ Sal (al gusto)
- ☒ 1 cebolla blanca cortada en aros
- ☒ 3 tomates en rodajas
- ☒ 3 pepinos pelados en rodajas
- ☒ Azúcar (.25 taza)
- ☒ Aceite vegetal (.25 taza)
- ☒ Vinagre blanco (.5 taza destilado)
- ☒ Agua (1 taza)

Qué hacer

1. En un tazón grande, mezcle la pimienta, la sal, el azúcar, el aceite, el vinagre y el agua antes de agregar la cebolla, los tomates y el pepino y revuelva para cubrir.
2. Cubra el tazón con una envoltura de plástico y déjelo enfriar en el refrigerador durante al menos dos horas antes de servir.

Ensalada de papa alemana clásica

Tiempo total de preparación y cocción: 4 horas
Rinde: 10 porciones

Qué Usar

- ☒ Pimienta (al gusto)
- ☒ Sal (al gusto)
- ☒ Azúcar (2 cucharadas)
- ☒ Agua (.5 taza)
- ☒ Vinagre blanco (1 taza)
- ☒ Ajo (4 dientes picados)
- ☒ 2 cebollas dulces en cubitos
- ☒ Tocino (1 lb.)
- ☒ Papas rojas (5 libras en cubitos)

Qué hacer

1. Agregue las papas a una olla antes de llenarla con agua para que las papas estén completamente cubiertas. Sazone como desee antes de colocar la olla en la estufa sobre una hornilla encendida a fuego alto. Deje que el agua hierva antes de reducir el fuego a bajo/medio y deje que las papas hiervan a fuego lento durante unos 20 minutos o hasta que estén tiernas Escurra las papas antes de agregarlas a una olla de cocción lenta.

2. Agregue el tocino a una sartén antes de colocar la sartén en la estufa sobre una hornilla encendida a fuego alto/medio y deje que se cocine unos 10 minutos. Desmenuce el tocino y agréguelo a las papas.

3. Recaliente la sartén a fuego medio, mientras retiene la grasa del tocino. Agregue las cebollas y deje que se cocinen

5 minutos antes de agregar el ajo y cocine 2 minutos más. Agréguelos a la olla de cocción lenta.

4. En un tazón pequeño, mezcle la sal, el azúcar, el agua y el vinagre y combine bien antes de agregarlo a la parte superior de la olla de cocción lenta y mezcle bien.

5. Deje cocinar en la olla de cocción lenta, tapada, durante 4 horas a fuego lento.

Ensalada Griega Clásica.

Tiempo total de preparación y cocción: 10 minutos
Rinde: 8 porciones

Qué Usar

- ☒ Pimienta (al gusto)
- ☒ Sal (al gusto)
- ☒ Cebolla roja (media en rodajas)
- ☒ Tomates secados al sol escurridos (3 tazas, aceite reservado)
- ☒ Tomates roma en cubitos (3 tazas)
- ☒ Aceitunas negras sin hueso en rodajas (1 taza)
- ☒ Queso feta desmenuzado (1.5 taza)
- ☒ 3 pepinos sin semillas en rodajas

Qué hacer

1. Combine todos los ingredientes en un tazón y mezcle bien.
2. Mezcle con el aderezo según lo desee.
3. Cubra el tazón para servir con envoltura de plástico y enfríe antes de servir.

Ensalada Mediterránea Clásica.

Tiempo total de preparación y cocción: 50 minutos
Rinde: 4 porciones

Qué Usar

- ☒ Pimienta (al gusto)
- ☒ Sal (al gusto)
- ☒ 1 limón rallado
- ☒ Orégano seco (2 cucharaditas)
- ☒ Ajo (2 dientes picados)
- ☒ Vinagre blanco (1 cucharada)
- ☒ Perejil (2 cucharadas)
- ☒ Aceite de oliva virgen extra (.25 taza)
- ☒ 2 limones (jugo)
- ☒ Calabacín (3 en espiral)
- ☒ Aceituna Kalamata sin hueso, cortadas a la mitad (.5 taza)
- ☒ Tomates cherry picados a la mitad (1 taza)
- ☒ Corazones de alcachofa escurridos y picados (10 oz)

Qué hacer

1. Combine el calabacín, las aceitunas, los tomates y los corazones de alcachofa en un tazón y mezcle bien.
2. En un recipiente aparte, combine la pimienta, la sal, la ralladura de limón, el orégano, el ajo, el vinagre, el perejil, el aceite de oliva y el jugo de limón y mezcle para combinar bien.
3. Agregue el aderezo a la ensalada y revuelva para cubrir.
4. Cubra el calabacín con queso feta antes de servir.

Capítulo 2: Recetas de ensaladas rápidas y fáciles.

Ensalada del chef.

Tiempo total de preparación y cocción: 15 minutos
Rinde: 4 porciones

Qué Usar

- Pimienta (al gusto)
- Sal (al gusto)
- Queso Monterey Jack rallado (4 oz)
- Rábanos en rodajas finas (6)
- Aguacate en rodajas (1)
- Lechuga Romana (1 cabeza grande)
- Miel (1 cucharada)
- Crema agria (.3 taza)
- Zanahorias en rodajas (4)
- Brotes de alfalfa (1 taza)
- Pavo asado en rodajas (1 lb)
- Vinagre de manzana (2 cucharadas)
- Suero de mantequilla bajo en grasa (.3 taza)

Qué Hacer

1. Combine el queso, zanahorias, rábanos, brotes, aguacate, pavo y lechuga en un tazón y mezcle bien.
2. En un tazón pequeño separado, combine la pimienta, la sal, la miel, el vinagre, la crema agria y el suero de leche y bata bien.
3. Mezcle con el aderezo como desee antes de servir.

Ensalada Tailandesa.

Tiempo total de preparación y cocción: 20 minutos
Rinde: 4 porciones

Qué Usar

- ☒ Pimienta (al gusto)
- ☒ Sal (al gusto)
- ☒ Pepino inglés pelado y picado (1 reducido a la mitad)
- ☒ Chile serrano (picado)
- ☒ Jugo de lima (.25 taza)
- ☒ Aceite de cártamo (2 cucharadas)
- ☒ Hojas de menta picadas (1 puñado)
- ☒ Azúcar moreno (2 cucharaditas)
- ☒ Salsa de pescado (2 cucharadas)
- ☒ Cebolla roja en rodajas finas (media)
- ☒ Repollo Napa (1 cabeza)
- ☒ Chuletas de cerdo (4)

Qué Hacer

1. Coloque una sartén sobre una hornilla a fuego alto y deje que se caliente durante 5 minutos antes de agregar la mitad del repollo y deje que se cocine unos 3 minutos, volteando en el medio.
2. Retire la col de la sartén, agregue 1 cucharada de aceite y luego agregue la carne de cerdo y cocine a cada lado unos 2 minutos hasta que su temperatura interna sea de al menos 140°F.
3. Retire la carne de cerdo de la sartén y córtela una vez que se haya enfriado ligeramente y combine todos los ingredientes en un plato para servir y revuelva para

combinar antes de dividir uniformemente entre los platos con el repollo en el fondo.

Ensalada de pollo con judías verdes y cerezas.

Tiempo total de preparación y cocción: 15 minutos
Rinde: 4 porciones

Qué Usar

- Pimienta (al gusto)
- Sal (al gusto)
- Cerezas secadas (.3 taza)
- Rúcula (5 oz.)
- Mermelada de albaricoque (1 cucharada)
- Judías verdes cortadas (.5 lb.)
- Chuletas de pechuga de pollo (1 lb.)
- Almendras (.25 taza en rodajas)
- Achicoria triturada sin núcleo (1 cabeza)
- Mostaza Dijon (1 cucharada)
- Vinagre de vino tinto (3 cucharadas)
- Aceite de oliva (3 cucharadas)

Qué Hacer

1. Agregue 1 cucharada de aceite a una sartén antes de colocarla en una hornilla a fuego alto, agregar el pollo sazonado y cocinarlo aproximadamente 1,5 minutos por lado hasta que alcance una temperatura interna de 165 °F. Retire el pollo de la sartén y córtelo cuando esté frío.
2. Agregue 2 pulgadas de agua en una cacerola y colóquela en una hornilla a fuego alto y deje que hierva antes de agregar

las judías verdes y deje que se cocinen durante 4 minutos. Enjuague con agua fría y escurra.

3. En un tazón pequeño, combine 2 cucharadas de aceite, mostaza, mermelada y vinagre y mezcle bien antes de sazonar como desee

4. Agregue los ingredientes restantes a un tazón y mezcle bien.

5. Coloque la ensalada en el plato, cubra con el pollo y luego el aderezo antes de servir.

Ensalada de carne.

Tiempo total de preparación y cocción: 20 minutos
Rinde: 4 porciones

Qué Usar

- ☒ Pimienta (al gusto)
- ☒ Sal (al gusto)
- ☒ 3 Zanahorias en rodajas
- ☒ Lechuga de hoja roja (1 cabeza deshojada)
- ☒ Mostaza Dijon (1 cucharada)
- ☒ Aceite de oliva (2 cucharadas)
- ☒ Rábanos (8 cuartos)
- ☒ Ajo (1 diente picado)
- ☒ Vinagre de vino blanco (2 cucharadas)
- ☒ Guisantes al vapor, a la mitad (8 oz.)
- ☒ Filete de falda (1libra)

Qué Hacer

1. Caliente su asador antes de colocar el filete forrado con papel de aluminio sobre una bandeja para hornear

(sazonado al gusto) y asar el filete durante 4 minutos. Retire el bistec de la parrilla y colóquelo en el papel de aluminio para mantenerlo caliente.

2. Combine el ajo, la mostaza, el vinagre y el aceite y unir bien. Revolver la lechuga con la mitad del aderezo.

3. Rebane el filete y colóquelo junto con los ingredientes restantes encima de la ensalada. Cubra con el aderezo antes de servir.

Ensalada de pollo con pistachos y queso feta.

Tiempo total de preparación y cocción: 20 minutos
Rinde: 4 porciones

Qué Usar

- ☒ Pimienta (al gusto)
- ☒ Sal (al gusto)
- ☒ Feta (4 oz. Desmenuzado)
- ☒ Perejil (.5 taza)
- ☒ Cilantro (1 cucharadita)
- ☒ Aceite de oliva (.25 taza + 1 cucharada)
- ☒ Naranjas (2 mitades, en rodajas finas)
- ☒ Cebolletas (1 manojo en rodajas finas)
- ☒ Lechuga romana (1 cabeza picada)
- ☒ Chuletas de pollo (1 lb.)
- ☒ Vinagre de vino blanco (.25 taza)
- ☒ Pistachos (.5 taza)

Qué Hacer

1. Agregue los pistachos a una sartén antes de colocar la sartén en un quemador a fuego medio. Cocínelos durante 7 minutos, revolviendo regularmente.

2. Una vez que se hayan enfriado, colóquelos en un tazón y mezcle bien con vinagre, aceite, sal y pimienta.
3. Agregue el resto del aceite a la sartén antes de sazonar el pollo y cocinarlo aproximadamente 2 minutos por lado o hasta que su temperatura interna alcance 165°F. Corte el pollo una vez que se haya enfriado.
4. Mezcle las cebolletas, el perejil, la lechuga y los pistachos con el aderezo y revuelva bien. Coloque la ensalada en el plato antes de cubrir con naranjas, queso feta y pollo.

Ensalada de espinacas con salmón.

Tiempo total de preparación y cocción: 15 minutos
Rinde: 4 porciones

Qué Usar

- Pimienta (al gusto)
- Sal (al gusto)
- Nueces pecanas (.25 taza)
- Tomates cereza a la mitad (1 pinta)
- Vinagreta balsámica (.25 taza)
- Queso de cabra (.75 c desmenuzado)
- Espinacas tiernas (10 oz.)
- 4 Filetes de salmón sin piel

Qué Hacer

1. Coloque el salmón en una bandeja para hornear forrada y sazone al gusto antes de asar el pescado unos 7 minutos. Desmenuce el pescado una vez que se haya enfriado.
2. Combine los ingredientes restantes juntos y póngalos en el plato antes de cubrirlos con pescado, nueces y queso de cabra. Rocíe con vinagreta antes de servir.

Ensalada de calabacín con pollo.

Tiempo total de preparación y cocción: 30 minutos
Rinde: 4 porciones

Qué Usar

- Pimienta (al gusto)
- Sal (al gusto)
- Menta picada (.25 taza)
- Nueces pecanas picadas (.75 taza)
- Espinacas picadas (8 oz.)
- Calabacín en rodajas finas (1.25 lbs.)
- Jugo de limón (.25 taza)
- Queso parmesano rallado (.25 taza)
- Cebolla roja en rodajas finas (.5 taza)
- Pechuga de pollo (1 lb.)
- Aceite de oliva (.25 taza + 1 cucharada)

Qué Hacer

1. Combine el jugo de limón y el aceite .25 taza en un tazón, mezcle bien antes de agregar el calabacín y revuelva para cubrir. Permita que permanezca en la mezcla mientras se cocina el pollo.
2. Agregue el resto del aceite en una sartén antes de colocar la sartén en un quemador a fuego medio. Sazone el pollo al gusto antes de agregarlo a la sartén y dejar que se cocine hasta que alcance una temperatura interna de 165 grados.
3. Agregue todos los ingredientes al tazón y mezcle bien antes de servir.

Capítulo 3: Recetas de ensaladas grupales.

Ensalada de calabacín con rúcula.

Tiempo total de preparación y cocción: 20 minutos
Rinde: 10 porciones

Qué Usar

- Pimienta (al gusto)
- Sal (al gusto)
- Hojas de albahaca (25)
- Rúcula (5 oz.)
- Vinagreta balsámica (.25 taza + 1 cucharada)
- Tomates cereza (10 oz.)
- Queso mozzarella en cubos (2.5 lbs.)
- 5 calabacinesen espiral.

Qué Hacer

1. Agregue la vinagreta, los tomates, la mozzarella y el calabacín en un tazón y mezcle bien. Coloque en el refrigerador hasta que esté listo para servir.
2. Antes de servir, mezcle la albahaca y la rúcula.

Emparedado de ensalada César.

Tiempo total de preparación y cocción: 25 minutos
Rinde: 10 porciones

Qué Usar

- Pimienta (al gusto)
- Sal (al gusto)
- Queso parmesano rallado (1.25 tazas)
- Aderezo para ensalada César (2.5 tazas)
- Lechuga romana en cuartos (2.5 cabezas)
- Tomates a la mitad (2.5)
- 5 dientes de ajo a la mitad.
- Aceite de oliva (.5 taza + 2 cucharadas)
- Baguettes (2.5)

Qué Hacer

1. Prepare su parrilla a baja temperatura y asegúrese de que la rejilla esté engrasada.
2. Rebane los baguettes en cuartos y cepille con aceite de oliva.
3. Ase los trozos de baguette durante unos 2 minutos por lado. Frote el pan con tomates y ajo y déjelo a un lado.
4. Use el resto del aceite de oliva para cepillar la lechuga romana y luego cocine a la parrilla durante aproximadamente 2 minutos por lado. Sazonar con sal y reservar.
5. Coloque la lechuga sobre el baguette y cubra con aderezo César y queso parmesano.

Ensalada de col rizada.

Tiempo total de preparación y cocción: 10 minutos
Rinde: 10 porciones

Qué Usar

- Pimienta (al gusto)
- Sal (al gusto)
- Arándanos secos (1.25 tazas)
- Semillas de girasol (1.25 tazas)
- Tomate en cubitos (2.5)
- Col rizada en racimos picados (2.5)
- Azúcar blanca (2.5 cucharaditas)
- Aceite de oliva (2 cucharadas + 1.5 cucharaditas)
- Aceite de canola (2 cucharadas+ 1.5 cucharaditas)
- Jugo de limón (1.25 tazas)

Qué Hacer

1. En un tazón, coloque el aceite, la sal, la pimienta y el jugo de limón y mezcle bien.
2. Revolver los arándanos, las semillas de girasol, el tomate y la col rizada para combinar antes de servir.

Ensalada de sandía con espinacas.

Tiempo total de preparación y cocción: 20 minutos
Rinde: 10 porciones

Qué Usar

- Pimienta (al gusto)
- Sal (al gusto)
- Trozos de sandía (5 tazas)
- Queso feta (1.25 tazas)
- Tomates cereza a la mitad (2.5 tazas)
- Cebolla roja en rodajas finas (2.5 tazas)
- Hojas de espinaca bebé (5 tazas)
- Rúcula (5 tazas)
- Vinagre balsámico (1 cucharada + 2 cucharaditas)
- Aceite de oliva virgen extra (.3 taza + 2 cucharadas)

Qué Hacer

1. En un tazón, coloque el aceite, la sal, la pimienta y el vinagre balsámico y mezcle bien.
2. Combine los tomates, las cebollas, las espinacas y la rúcula y revuelva antes de servir. Cubra con queso feta y sandía y sirva.

Ensalada verde.

Tiempo total de preparación y cocción: 10 minutos
Rinde: 10 porciones

Qué Usar

- Pimienta (al gusto)
- Sal (al gusto)
- Queso feta desmenuzado (5 oz.)
- Almendras en rodajas (1.25 tazas)
- Ensalada mixta de verduras (10 tazas)
- Aguacates pelados en cubos (2.5)
- 5 dientes de ajo picados.
- Jugo de limón (2.5 cucharaditas)
- Perejil picado (2.5 cucharaditas)
- Azúcar blanca (2 pizcas)
- Mostaza Dijon (2 cucharadas + 1.5 cucharaditas)
- Vinagre de vino blanco (.25 taza + 1 cucharada)
- Aceite de oliva (.5 taza + 2 cucharadas)

Qué Hacer

1. En un tazón, mezcle el aceite, el vinagre, el ajo, el jugo de limón, el perejil, el azúcar, la pimienta, la sal y la mostaza y combine bien.
2. Mezcle las verduras de ensalada y revuelva para combinar antes de servir. Cubra con queso feta y almendras en rodajas y sirva.

Ensalada con vinagreta de arándanos.

Tiempo total de preparación y cocción: 20 minutos
Rinde: 10 porciones

Qué Usar

- Pimienta (al gusto)
- Sal (al gusto)
- Vegetales mixtos (1.25 lbs.)
- Queso azul desmenuzado (5 oz.)
- Cebolla roja en rodajas finas (media)
- Agua (2 cucharadas + 1.5 cucharaditas)
- Ajo picado (.5 cucharadita)
- Mostaza Dijon (1 cucharada + .75 cucharadita)
- Arándanos (.25 taza + 1 cucharada)
- Aceite de oliva (.3 taza + 1 cucharada+ 1 cucharadita)
- Vinagre de vino tinto (3 cucharadas + 2.25 cucharaditas)
- Almendras en rodajas (1.25 tazas)

Qué Hacer

1. Caliente su horno a 375 °F.
2. Coloque las almendras en una bandeja para hornear en una sola capa y hornee durante 5 minutos.
3. Añada el agua, la pimienta, la sal, el ajo, la mostaza, los arándanos, el aceite y el vinagre a un procesador de alimentos y procese bien.
4. Agregue el queso azul, la cebolla, las almendras y las verduras en un tazón para servir, cubra con el aderezo y mezcle bien antes de servir.

Ensalada italiana.

Tiempo total de preparación y cocción: 15 minutos
Rinde: 10 porciones

Qué Usar

- Pimienta (al gusto)
- Sal (al gusto)
- Jugo de limón (3 cucharadas+ 1 cucharadita)
- Vinagre balsámico (.3 taza + 1 cucharada + 1 cucharadita)
- Albahaca (3 cucharada + 1 cucharadita)
- Aceite de semilla de uva (.3 taza + 1 cucharada + 1 cucharadita)
- Tomates cerezas (20)
- Pimiento verde en rodajas (1)
- Pimiento rojo en rodajas (1)
- Cebollas verdes (.3 taza + 1 cucharada + 1 cucharadita picada)
- Lechuga de hoja roja (1.6 tazas)
- Achicoria (1.6 tazas)
- Escarola (1.6 taza)
- Lechuga romana deshojada (3.3 tazas)

Qué Hacer

1. En un tazón para servir, agregue los tomates cereza, pimiento verde, pimiento rojo, hojas rojas, cebolletas, achicoria, escarola y lechuga romana y mezcle bien.
2. En un recipiente pequeño aparte, agregue la pimienta, la sal, el jugo de limón, el vinagre, la albahaca y el aceite y combine bien.
3. Combine los dos tazones, mezcle y sirva.

Ensalada de la casa.

Tiempo total de preparación y cocción: 15 minutos
Rinde: 10 porciones

Qué Usar

- Pimienta (al gusto)
- Sal (al gusto)
- Queso parmesano (1 taza)
- Vinagre de vino tinto (.5 taza)
- Aceite de oliva virgen extra (1 taza)
- Pimientos en cubitos (4 oz.)
- Cebolla roja (1.6 tazas)
- Corazones de alcachofa escurridos en cuartos (14 oz.)
- Lechuga iceberg (1.75 cabezas deshojadas)
- Lechuga romana (1.75 cabezas deshojadas)

Qué Hacer

1. Mezcle los pimientos, las cebollas rojas, los corazones de alcachofas y las lechugas y revuelva para combinar.
2. En un tazón pequeño, mezcle el queso, la pimienta, la sal, el vinagre de vino tinto y el aceite de oliva. Enfríe antes de usar para cubrir la ensalada. Mezcle para cubrir antes de servir.

Capítulo 4: Ensaladas para toda la familia.

Ensalada de batata.

Tiempo total de preparación y cocción: 95 minutos
Rinde: 4 porciones

Qué Usar

- Pimienta (al gusto)
- Sal (al gusto)
- Queso parmesano -reggiano (2 pulg.)
- Hojas de rúcula pequeñas (.5 lbs.)
- Aceite de nuez (.5 taza)
- Aceite de oliva extra virgen (.5 taza)
- Salsa de pimiento picante (al gusto)
- Mostaza Dijon (1 cucharadita)
- Jugo de limón (1 cucharada)
- Chalota (1 picada)
- Ajo (1 diente picado)
- Pimientos rojos (a la mitad)
- Batatas (4 cuñas)
- Aceite de oliva (1 cucharada)

Qué Hacer

1. Cliente el horno a 425 ° F.
2. Combine 1 cucharada de aceite de oliva con pimienta y sal en un tazón pequeño antes de agregar las rodajas de batata y revuelva para cubrir.
3. Coloque los pimientos en una bandeja para hornear y coloque las batatas a su alrededor.

4. Coloque la bandeja en el horno durante 45 minutos. Agite la sartén en la marca de 20 minutos para evitar que se pegue.
5. Agregue la chalota y el ajo a un procesador de alimentos y procese bien, agregue la pimienta, la sal, la salsa picante, la mostaza, el jugo de limón y los pimientos y procese bien. Agregue los aceites y procese bien.
6. Agregue la rúcula a un tazón y agregue el aderezo antes de tirar bien.
7. Coloque la ensalada en el plato, cubra con papas y queso.

Ensalada BLT.

Tiempo total de preparación y cocción: 25 minutos
Rinde: 6 porciones

Qué Usar

- Pimienta (al gusto)
- Sal (al gusto)
- Picatostes (2tazas)
- Tomates (2 picados)
- Lechuga romana (1 cabeza rallada)
- Ajo en polvo (1 cucharadita)
- Leche (.25 taza)
- Mayonesa (.75 taza)
- Tocino (1 lb.)

Qué Hacer

1. Agregue el tocino a una sartén antes de colocar la sartén en la estufa sobre un quemador encendido a fuego medio/alto. Deje que el tocino se cocine hasta que esté crujiente y luego desmorone.

2. En un procesador de alimentos, agregue la sal, la pimienta, el ajo en polvo, la leche y la mayonesa y procese bien.
3. En un tazón para servir, combine el aderezo con los picatostes, el tocino, los tomates y la lechuga y revuelva para combinar antes de servir.

Ensalada de orzo y espinacas.

Tiempo total de preparación y cocción: 20 minutos
Rinde: 10 porciones

Qué Usar

- Pimienta (al gusto)
- Sal (al gusto)
- Vinagre balsámico (.5 taza)
- Aceite de oliva (.5 taza)
- Albahaca seca (.5 cucharaditas)
- Piñones (.75 taza)
- Cebolla roja finamente picada (media)
- Queso feta (.5 lb. desmenuzado)
- Espinacas tiernas picadas (10 oz. Picadas)
- Pasta Orzo (16 oz.)

Qué Hacer

1. Agregue el orzo a una olla llena de agua ligeramente salada antes de colocar la olla encima de un quemador a fuego alto. Permita que la pasta se cocine durante 8 minutos antes de escurrir la olla y pasar la pasta bajo agua fría.
2. En un tazón, mezcle el aceite, la sal, la pimienta y el vinagre balsámico y combine bien.

3. Mezcle la pasta, la pimienta, la albahaca, los piñones, la cebolla y las espinacas y mezcle para combinar antes de servir. Cubra con queso feta y sandía y sirva.

Ensalada asiática.

Tiempo total de preparación y cocción: 35 minutos
Rinde: 6 porciones

Qué Usar

- Pimienta (al gusto)
- Sal (al gusto)
- Semillas de sésamo tostada (1 cucharada)
- 3 cebollas verdes picadas
- Pechuga de pollo cocida, rallada (2 mitades)
- Lechuga iceberg enjuagada seca y picada (1 cabeza)
- Fideos de arroz cocidos (8 oz.)
- Vinagre de arroz (3 cucharadas)
- Aceite vegetal (.25 taza)
- Aceite de sésamo (1 cucharada)
- Salsa de soja (2 cucharaditas)
- Azúcar morena (2 cucharadas)

Qué Hacer

1. En un tazón, coloque el vinagre de arroz, el aceite vegetal, el aceite de sésamo, la salsa de soja y el azúcar morena y mezcle bien y que permanezca 30 minutos antes de servir.
2. Agregue la lechuga, las semillas de sésamo, las cebollas verdes y el pollo al tazón y mezcle bien. Permita que todo se enfríe 10 minutos antes de cubrir con pollo y servir.

Ensalada de remolacha.

Tiempo total de preparación y cocción: 40 minutos
Rinde: 10 porciones

Qué Usar

- Pimienta (al gusto)
- Sal (al gusto)
- Queso de cabra (2 oz.)
- Aceite de oliva extra virgen (.5 taza)
- Vinagre balsámico (.25 taza)
- Concentrado de jugo de naranja (.5 taza congelado)
- Vegetales mixtos (10 oz.)
- Jarabe de arce (3 cucharadas)
- Nueces picadas (.3 tazas)
- 4 remolachas a la mitad.

Qué Hacer

1. Coloque las remolachas en una cacerola y cúbralas con agua antes de colocarlas en un quemador a fuego alto. Permita que se cocinen durante 20 minutos antes de drenar el agua y cortarlos en cubos.
2. Coloque las nueces en una sartén en un quemador a fuego medio/bajo y permita que se cocinen hasta que comiencen a dorarse antes de agregar el jarabe de arce. Cubra bien y deje las nueces a un lado.
3. En un tazón, mezcle el aceite, el jugo de naranja y el vinagre balsámico y combine bien.
4. Agregue todos los ingredientes, coloque el queso de cabra en un tazón y mezcle bien para combinar antes de servir. Sirva y cubra con queso de cabra

Ensalada de aguacate con fresas.

Tiempo total de preparación y cocción: 15 minutos
Rinde: 2 porciones

Qué Usar

- Pimienta (al gusto)
- Sal (al gusto)
- Nueces pecanas (.5 taza)
- 10 fresas en rodajas (10)
- Aguacate pelado en rodajas (1)
- Ensalada verde desgarrada (2 tazas)
- Jugo de limón (1 cucharadita)
- Vinagre de cidra de manzana (1 cucharada)
- Miel (4 cucharaditas)
- Aceite de oliva (2 cucharadas)
- Azúcar blanco (2 cucharadas)

Qué Hacer

1. En un tazón, mezcle el aceite, el azúcar, la miel, el jugo de limón y el vinagre y combine bien.
2. Agregue los ingredientes restantes y revuelva para cubrir, enfríe antes de servir.

Ensalada de lechuga mantequilla con huevo.

Tiempo total de preparación y cocción: 55 minutos
Rinde: 4 porciones

Qué Usar

- Pimienta (al gusto)
- Sal (al gusto)
- Cebollino (.25 taza)
- Lechuga mantequilla (1 cabeza)
- Jugo de limón (2 cucharadas)
- Espárragos picados (1 lb.)
- 4 huevos fritos
- Azúcar (.25 cucharaditas)
- Mantequilla (1 barra)
- Guisantes dulces (8 oz.)
- Papas pequeñas (1 lb.)

Qué Hacer

1. Agregue las papas a una olla y cúbralas con 2 pulgadas de agua antes de agregar una pizca de sal.
2. Coloque la olla en la estufa sobre una hornilla a fuego alto y deje que hierva por 10 minutos. Agregue los guisantes junto con los espárragos y deje que todo se cocine por unos 2 minutos.
3. Drene la olla y corte las papas.
4. Agregue la mantequilla a una cacerola antes de colocarla sobre un quemador a fuego alto. Batir el azúcar, el jugo de limón, la sal y la pimienta.
5. Divida los ingredientes restantes entre los platos, cubra con aderezo y un huevo antes de servir.

Ensalada Farro con cerezas.

Tiempo total de preparación y cocción: 30 minutos
Rinde: 6 porciones

Qué Usar

- Pimienta negra (al gusto)
- Sal marina (al gusto)
- Perejil (2 cucharadas)
- Cerezas secas (.75 taza)
- Manzana verde (1 taza)
- Albahaca seca (.5 cucharadita)
- Orégano (.5 cucharaditas secas)
- Farro (1 taza)
- Caldo de verduras (2.5 taza)
- Nueces (.25 taza)
- Sal (.5 cucharaditas)
- Azúcar blanca (2 cucharaditas)
- Vinagre de cidra de manzana (.25 taza)
- Jarabe de arce (.25 taza)
- Aceite de oliva (.25 taza)

Qué Hacer

1. En un tazón pequeño, combine la sal, el azúcar, el vinagre, el jarabe de arce y el aceite y mezcle bien.
2. Colocar las nueces en una sartén a fuego lento durante aproximadamente 3 minutos hasta que estén bien tostadas.
3. Agregue la albahaca, el orégano, el farro y el caldo de verduras a una cacerola en la parte superior de un quemador a fuego alto. Una vez que hierva, reduzca el fuego a bajo/medio y deje que todo hierva a fuego lento durante unos 10 minutos.

4. Retire la cacerola de la estufa y déjela reposar, tapada, durante aproximadamente 25 minutos para permitir que el farro absorba todo el líquido.

5. Mueva el farro a un recipiente de vidrio y déjelo enfriar a temperatura ambiente antes de mezclar las nueces, el perejil, las cerezas secas y las manzanas verdes. Mezcle bien y coloque el tazón, cubierto, en el refrigerador para enfriar antes de servir.

Capítulo 5: Ensaladas de almuerzo.

Ensalada Mexicana Clásica.

Tiempo total de preparación y cocción: 75 minutos
Rinde: 8 porciones

Qué Usar

- Pimienta (al gusto)
- Sal (al gusto)
- Salsa de pimiento picante (al gusto)
- Chile en polvo (.5 cucharaditas)
- Comino molido (.5 cucharada)
- Cilantro picado (.25 taza)
- Ajo (1 diente machacado)
- Azúcar blanca (2 cucharadas)
- Jugo de limón (1 cucharada)
- Zumo de lima (2 cucharadas)
- Vinagre de vino tinto (.5 taza)
- Aceite de oliva (.5 taza)
- Cebolla roja picada (1)
- Granos de maíz congelados (10 oz.)
- Pimiento rojo picado (1)
- Pimiento verde picado (1)
- Frijoles Cannellini enjuagados y escurridos (15 oz.)
- Frijoles enjuagados y escurridos (15 oz.)
- Frijoles negros enjuagados y escurridos (15 oz.)

Qué Hacer

1. En un tazón, combine la cebolla roja, el maíz congelado, los pimientos y los frijoles y mezcle bien.

En un recipiente separado más pequeño, combine la pimienta, el comino, el cilantro, la salsa de pimiento picante, el ajo, la sal, el azúcar,el jugo de limón, el jugo de lima, el vinagre de vino tinto y el aceite de oliva y bata bien.

Vierta el aderezo sobre la ensalada y revuelva bien para cubrir, cubra la ensalada con una envoltura de plástico y deje que se enfríe en el refrigerador y sirva fría.

Ensalada César Clásica.

Tiempo total de preparación y cocción: 35 minutos
Rinde: 6 porciones

Qué Usar

- Pimienta (al gusto)
- Sal (al gusto)
- Lechuga romana (1 cabeza rasgada)
- Pan duro en cubitos (4 tazas)
- Aceite de oliva (.25 taza)
- Jugo de limón (1 cucharada)
- Mostaza Dijon (1 cucharadita)
- Salsa inglesa (1 cucharadita)
- Queso parmesano rallado (6 cucharadas)
- Filetes de anchoa picados (medio)
- Mayonesa (.75 taza)
- Ajo (6 dientes pelados y picados)

Qué Hacer

2. Pique los 3 dientes de ajo antes de agregarlos a un tazón pequeño junto con el jugo de limón, la mostaza, la salsa inglesa, 2 cucharadas de queso parmesano, anchoas y

mayonesa y combine bien. Sazone al gusto antes de refrigerar el aderezo.

3. Agregue el aceite a una sartén antes de colocarlo en un quemador a fuego medio. Corte el resto del ajo en cuartos y agréguelo a la sartén. Deje que se dore antes de sacarlo de la sartén y agregar el pan. Dorar el pan y sazonar al gusto.

4. Combine todos los ingredientes y revuelva para cubrir.

Ensalada clásica de frijoles negros.

Tiempo total de preparación y cocción: 25 minutos
Rinde: 6 porciones

Qué Usar

- Pimienta (al gusto)
- Sal (al gusto)
- Cebollas verdes en rodajas (6)
- Tomates picados (2)
- Pimiento rojo picado (1)
- Aguacate pelado y cortado en cubitos (1)
- Granos de maíz (1.5 taza)
- Frijoles negros enjuagados y escurridos (30 oz.)
- Pimienta de cayena (al gusto)
- Ajo (1 diente picado)
- Aceite de oliva (.5 taza)
- Zumo de lima (.3 taza)

Qué Hacer

1. Combine las cebollas, los tomates, el pimiento, el maíz, el aguacate y los frijoles en un tazón y mezcle bien.

2. Agregue la pimienta de cayena, sal, pimienta, ajo, aceite de oliva y jugo de lima a un frasco pequeño, cubra el frasco con una tapa y agite bien.
3. Mezcle con el aderezo según lo desee.

Ensalada de pollo con suero de leche.

Tiempo total de preparación y cocción: 30 minutos
Rinde: 4 porciones

Qué Usar

- Pimienta (al gusto)
- Sal (al gusto)
- Lechuga romana (2 cabezas rasgadas)
- Aceite de oliva (1 cucharada)
- Pechuga de pollo (24 oz.)
- Queso parmesano (.25 taza)
- Jugo de limón (2 cucharadas)
- Achicoria en rodajas finas (media)
- Mayonesa (.25 cucharadas)
- Pan multigrano (2 rebanadas)
- Diente de ajo (1 prensado)
- Suero de mantequilla (1.5 taza)

Qué Hacer

1. Mezcle el queso parmesano, el ajo, el jugo de limón y el suero de leche y combine bien antes de sazonar con sal y pimienta, al gusto.
2. Agregue todo excepto .5 taza, a una bolsa Ziploc grande antes de agregar el pollo y agitar para cubrir. Permita que el pollo repose por hasta 24 horas.

3. Coloque el pollo en una bandeja para hornear forrada con papel de aluminio y asarlo durante 14 minutos o hasta que alcance una temperatura interna de 165 ° F.
4. Combine todos los ingredientes en un tazón para servir, cubra con el suero de leche restante y revuelva para combinar.

Ensalada de taco.

Tiempo total de preparación y cocción: 30 minutos
Rinde: 6 porciones

Qué Usar

- Pimienta (al gusto)
- Sal (al gusto)
- Tomates cerezas picados a la mitad (1 taza)
- Lechuga Romana (2 cabezas, hojas separadas)
- Salsa verde (1.5 taza)
- Calabacín en cubitos (1)
- Cebolla en cubitos (1)
- Queso cheddar blanco rallado (1 taza)
- Tortilla chips trituradas (1.5 taza)
- Pimiento rojo picado (1)
- Pavo (1 libra)
- Aceite de oliva (4 cucharadas)

Qué Hacer

1. Agregue 2 cucharadas de aceite a una sartén antes de colocarla en la estufa sobre un quemador encendido a fuego medio/alto. Agregue la cebolla y deje que se cocine durante unos 5 minutos antes de mezclar el pavo y deje que se cocine unos 5 minutos.

2. Mezcle 1 taza de salsa, pimiento rojo y calabacín y cocine otros 5 minutos, sazone al gusto y retire la sartén de la estufa.
3. Combine los ingredientes restantes en un tazón para servir y mezcle bien antes de colocar en los platos. Cubra con el pavo y luego el queso antes de servir.

Ensalada de espinacas y aderezo de amapola.

Tiempo total de preparación y cocción: 15 minutos
Rinde: 10 porciones

Qué Usar

- Pimienta (al gusto)
- Sal (al gusto)
- Almendras en rodajas (1.25 tazas)
- Cebolla roja (.75 taza + 1 cucharada + 1 cucharadita en rodajas finas)
- Mandarinas escurridas (10 oz.)
- Ensalada verde (10 tazas)
- Espinacas pequeñas (10 tazas)
- Semillas de amapola (2.5 cucharaditas)
- Azúcar blanca (.75 taza + 1 cucharada + 1 cucharadita)
- Vinagre blanco (.75 taza + 1 cucharada + 1 cucharadita)
- Salsa Miracle Whip (1.25 tazas)

Qué Hacer

1. En un tazón, mezcle la sal, la pimienta, el vinagre, las semillas de amapola, el azúcar y la salsa Miracle Whip y combine bien.

2. Mezcle las almendras, la cebolla, las naranjas, las hojas de ensalada y las hojas de espinaca y combine bien. Mezcle para combinar antes de servir.

Ensalada de granada y pera.

Tiempo total de preparación y cocción: 12 minutos
Rinde: 10 porciones

Qué Usar

- Pimienta (al gusto)
- Sal (al gusto)
- Miel (2 cucharadas)
- Mostaza Dijon (1.5 cucharadas)
- Jugo de limón (.25 taza)
- Jugo de granada (1.6 tazas)
- Aceite vegetal (.25 tazas)
- Semillas de granada (1.6 tazas)
- Pera de Anjou (5)
- Lechuga de hoja verde (15 tazas)

Qué Hacer

1. Divida la lechuga en 10 tazones, divida las rodajas de pera y las semillas de granada entre ellas y mezcle bien.
2. Batir por separado el aceite, la sal, la pimienta, la miel, la mostaza, el jugo de granada y el jugo de limón en una cacerola antes de colocar la sartén en un quemador a fuego alto. Una vez que hierva, reduzca el fuego y permita que hierva a fuego lento, revuelva regularmente hasta que la salsa se espese. Vierta el aderezo sobre la ensalada y sirva.

Conclusión

¡Felicidades! Y gracias por llegar hasta el final de este libro, esperamos que sea informativo y que pueda proporcionarle todas las herramientas que necesita para alcanzar sus objetivos, sean cuales sean.

EL LIBRO DE COCINA COMPLETO A BASE DE PLANTAS EN ESPAÑOL/ THE FULL KITCHEN BOOK BASED ON PLANTS IN SPANISH

Introducción

Felicitaciones por comprar su copia del *Libro de Cocina Completo a Base de Plantas*. Estoy encantado de que haya elegido tomar el camino de mejorar su salud a través de la cocina a base de plantas. La cocina a base de plantas es una vía nutricional que le permite apreciar los alimentos en su forma cruda y no cultivada. El objetivo de este libro de cocina es presentarle deliciosas recetas a base de plantas que son tan satisfactorias como los alimentos reconfortantes no tan saludables a los que todos nos hemos vuelto tan fácilmente adictos. Por desalentador que pueda ser este nuevo estilo de vida culinario, descubrirá que estas deliciosas recetas pronto se convertirán en los nuevos alimentos básicos favoritos de su hogar.

En el Capítulo 1, notará que los Platos Principales requerirán algunos pasos más para prepararse. Sin embargo, cada receta le proporcionará un tiempo estimado de preparación y cocción. También verá la cantidad de porciones que puede producir cada receta, junto con sus valores nutricionales, que incluyen los carbohidratos netos, las proteínas, las grasas y las calorías. Las conjeturas se han eliminado para su conveniencia, ¡a menos que quiera ser creativo y agregar algunos ingredientes adicionales! El resto del libro está repleto de recetas fáciles de seguir, que requerirán muy poco trabajo para obtener resultados deliciosos.

Hay muchos libros sobre cocina a base de plantas, así que gracias de nuevo por elegir este. Se hizo todo lo posible para garantizar que esté lleno de tanta información útil como sea posible. Como siempre, antes de implementar cualquier cambio importante en la dieta como este, consulte a un médico y asegúrese de responder cualquier pregunta relacionada con su salud nutricional.

Capítulo 1: Platos Principales

Brochetas de Portobello

10 min. para estar lista| 5 min. para cocinar
Produce: 4 Porciones
Puntaje Nutricional: Calorías: 284 | Carbohidratos Netos: 13.3 g |
Grasa: 25.7 g | Proteína: 5.4 g

Ingredientes:

- ½ taza de aceite de oliva
- 6 tomates picados
- 1 taza de albahaca picada
- 12 dientes de ajo picado
- 4 hongos portobello
- Sal y pimienta

Técnica:

1. Tome 2 cucharadas de aceite y 4 dientes de ajo picado para cubrir cada hongo. Cocine en una asadera durante 5 minutos por cada lado.

2. Mezcle los tomates, la albahaca, el ajo restante y el aceite. Rellene cada hongo. Cubra con sal y pimienta.

Vegetales horneados en Papel Aluminio

20 min. para estar lista| 20 min. para cocinar
Produce: 4 Porciones
Puntaje Nutricional: Calorías: 97 | Carbohidratos Netos: 8 g |
Grasa: 7.3 g |
Proteína: 2.3 g

Ingredientes:

- ☒ 1 cebolla pelada y picada
- ☒ 1 calabaza amarilla cortada
- ☒ 1 calabacín en rodajas
- ☒ 2 cucharadas de aceite de oliva
- ☒ Especias de su elección

Técnica:

1. En un tazón, mezcle todos los ingredientes con aceite de oliva; agregue las especias de su elección y mezcle.
2. Envuelva los ingredientes en papel de aluminio; hacer 4 paquetes individuales
3. Cocine a 350 ° F por 20 minutos.

Tacos de batata y Frijoles Negros

15 min. para estar lista| 20 min. para cocinar
Produce: 4 Porciones
Puntaje Nutricional: Calorías: 430 | Carbohidratos Netos: 60 g |
Grasa: 16 g |
Proteína: 12 g

Ingredientes:

- 4 tazas de papas deshúmedas - sin piel, cortadas en cuadrados de 1 "
- 1 taza de frijoles negros - enlatados o cocidos
- 1 cebolla picada
- 2 cucharadas de aceite de oliva
- 8 tortillas de maíz
- 3 dientes de ajo picados
- Cilantro

Técnica:

1. Caliente el aceite de oliva y agregue las batatas. Cocine por unos 5-6 minutos. Revuelva periódicamente.
2. Agregue la cebolla, el ajo y los frijoles negros, cubra y deje cocinar por otros 10-15 minutos, o hasta que las batatas estén en la preparación deseada.
3. Sirva en tortillas de maíz calientes; cubra con cilantro.

Sandwich de Aguacate y Frijoles Blancos

5 min. para estar lista| 5 min. para cocinar
Produce: 3 Porciones
Puntaje Nutricional: Calorías: 325 | Carbohidratos Netos: 44.5 g |
Grasa: 13.1 g| Proteína: 9.8 g

Ingredientes:

- ☒ 1 aguacate
- ☒ 1 lata de 15 oz. de frijoles blancos
- ☒ Jugo de 1 limón
- ☒ 1 cucharada de mostaza Dijon
- ☒ Opcional: verduras y tomates cereza.
- ☒ Sal y pimienta

Técnica:

1. Drene y limpie los frijoles.
2. Triture el aguacate y los frijoles juntos; agregue el resto de los ingredientes.
3. Tome con una cuchara la mezcla y coloque sobre hojas de lechuga romana o pan de trigo integral sin gluten.

Tazones de Arroz cargados de Vegetales

20 min. para estar lista| 30 min. para cocinar
Produce: 4 Porciones
Puntaje Nutricional: Calorías: 547 | Carbohidratos Netos: 106.4 g
| Grasa: 2.1 g | Proteína: 26.6 g

Ingredientes:

- ½ taza de cilantro picado
- 1 taza de frijoles pintos
- 1 taza de frijoles negros
- 1 taza de arroz integral cocido
- 3 taza de espinacas
- 1 calabacín cortado
- 1 pimiento picado
- 1 cebolla picada
- 1 lima
- 1 cucharada de comino
- 1 cucharada de cúrcuma

Técnica:

1. Saltee la cebolla y el pimiento por 5 minutos. Agregue frijoles y calabacín; cocine hasta que esté tibio. Ponga las espinacas y caliente hasta que se marchiten.
2. Agregue arroz cocido y especias; revuelve para combinar.
3. Agregue un poco de jugo de una lima exprimida una vez que haya terminado.

Wraps de Vegetales y Hummus

10 min. para estar lista| 25 min. para cocinar
Produce: 4 Porciones
Puntaje Nutricional: Calorías: 441 | Carbohidratos Netos: 68.1 g |
Grasa: 15.2 g | Proteína: 11.7 g

Ingredientes:

- 4 tortillas de trigo integral
- 1/2 taza de hummus
- 4 tazas de espinacas
- 1 aguacate cortado
- ½ pepino en rodajas finas
- 1 pimiento en rodajas finas
- 2-3 zanahorias ralladas
- 1 lata de frijoles negros limpios
- 1 taza de arroz integral cocido

Técnica:

1. Caliente sus tortillas.
2. En cada tortilla, extienda un par de cucharadas de hummus.
3. Cubra con su arroz cocido y las verduras restantes.

Pasta de Fideos de Calabacín con Pesto de Aguacate

15 min. para estar lista| 15 min. para cocinar
Produce: 8 Porciones
Puntaje Nutricional: Calorías: 214 | Carbohidratos Netos: 13.2 g |
Grasa: 17.1 g | Proteína: 4.8 g

Ingredientes:

- 6 calabacines en espiral
- 1 cucharada del aceite de su elección, prensado en frío

Avocado Pesto:

- 3 dientes de ajo
- 2 aguacates en cubos
- 1 taza de hojas frescas de albahaca
- ¼ taza de de hojas frescas de perejil
- ¼ taza de piñones
- 3 cucharadas de aceite de su elección, prensado en frío
- Jugo de 1 limón
- Sal y pimienta

Técnica:

1. Corte en forma de fideos los calabacines y reserve en toallas de papel.
2. En un procesador de alimentos, agregue todos los ingredientes para el pesto de aguacate, excepto el aceite. Pulse en bajo hasta alcanzar la consistencia deseada.
3. Agregue lentamente el aceite hasta que esté cremoso y emulsionado.

4. Caliente 1 cucharada de aceite y permita que sus fideos de calabacín se cocinen durante 4 minutos.
5. Tome sus fideos de calabacín y cúbralos con pesto de aguacate.

Espárragos y Papas Asadas con Cúrcuma

10 min. para estar lista| 40 min. para cocinar
Produce: 4 Porciones
Puntaje Nutricional: Calorías: 210 | Carbohidratos Netos: 26.4 g |
Grasa: 11.1 g | Proteína: 4.3 g

Ingredientes:

- 11 cebolla picadas
- 1 libra de papas rojas pequeñas
- 1 manojo de espárragos en cuartos
- 4 dientes de ajo picados
- 2 cucharadas de cúrcuma
- Sal y pimienta
- Aceite prensado en frío

Técnica:

1. Ajuste la temperatura de su horno a 375 ° F para precalentar.
2. En un plato apto para horno, mezcle las papas cortadas con 1 cucharada de aceite y ase por 20 minutos.
3. En otro tazón, agregue espárragos, cebollas, dientes de ajo, cúrcuma, sal y pimienta. Mezcle con 1 cucharada de aceite. Añadir al plato para asar con papas.
4. Hasta que las papas estén tiernas, déjelo para cocinar; debería tomar alrededor de 20 minutos.

Barcos de Calabacín Vegano

15 min. para estar lista| 40 min. para cocinar
Produce: 4 Porciones
Puntaje Nutricional: Calorías: 228 | Carbohidratos Netos: 35.2 g |
Grasa: 7.4 g | Proteína: 8.5 g

Ingredientes:

- 2 calabacines
- 1 taza de (2 espigas medianas) granos de maíz fresco
- 1 cebolla picada
- 1 lata de frijoles negros limpios
- 1 pimiento cortado en cubitos
- 2 dientes de ajo picados
- 1 tomate cortado en cubitos
- 1 lote pequeño de cilantro fresco picado
- ½ taza de quinoa
- 1 ¼ taza de de caldo de verduras
- 2 cucharadas de:
  - comino molido
  - chile en polvo
  - orégano seco
- 2 cucharadas de aceite de oliva prensado en frío

Técnica:

1. Ajuste la temperatura de su horno a 425 ° F para precalentar.
2. Rebane ambos calabacines a lo largo del centro y corte el interior para formar los "barcos". Guarde el interior para más tarde. Rocíe los calabacines con aceite de oliva hasta

que estén ligeramente cubiertos; agregue una pizca de sal y pimienta. Coloque los calabacines hacia abajo sobre la bandeja para hornear preparada; coloque en el horno y cocine por alrededor de 10-15 minutos.

3. Cocine la quinoa en el caldo de verduras.
4. En una sartén, saltee la cebolla con 1 cucharada de aceite de oliva.
5. Agregue las verduras y especias restantes.
6. Agregue la quinoa a la mezcla de vegetales; Retírelo del calor.
7. "Rellene" cada bote de calabacín y colóquelo en el horno hasta que las partes superiores estén doradas, lo que tomará aproximadamente 5-10 minutos.

Sopa de Tomate y Albahaca

15 min. para estar lista| 15 min. para cocinar
Produce: 4 Porciones
Puntaje Nutricional: Calorías: 53 | Carbohidratos Netos: 11.6 g |
Grasa: 0.5 g | Proteína: 2.3 g

Ingredientes:

- 1 puñado de hojas frescas de albahaca
- 3 dientes de ajo picados
- 2 lastas de 15 oz. de tomates - sin piel y sin semillas
- 1 cebolla picada
- Sal y pimienta

Técnica:

1. Saltee el ajo y la cebolla por 5 minutos; agregue los tomates.
2. Caliente todo a fondo; retire del fuego una vez que vea vapor.
3. Agregue albahaca, sal y pimienta; transfiera a una licuadora y mezcle hasta lograr una consistencia similar a la sopa.

Tofu de Maní Tailandés con Verduras Salteadas

15 min. para estar lista| 40 min. para cocinar
Produce: 2 Porciones
Puntaje Nutricional: Calorías: 834 | Carbohidratos Netos: 95.7 g |
Grasa: 42.3 g | Proteína: 24.8 g

Ingredientes:

- 1 paquete de tofu extra firme prensado y enjuagado
- 1 cebolla roja en rodajas
- 1 taza de espinacas empacadas
- 1 taza de zanahorias ralladas
- 1 pimiento picado
- Jengibre picado de 1 pulgada
- 1 brócoli de cabeza pequeña, picado en floretes
- 2 dientes de ajo picados
- 1 taza de quinoa
- 1 lata de leche de coco
- 2 cucharadas de salsa de soja
- 1 cucharada de pasta de curry rojo
- 1 cucharada de vinagre de arroz
- 1 cucharada de mantequilla de maní
- 1 cucharada de agave

Técnica:

1. Precaliente su horno a 400 ° F.
2. Hornee el tofu por 20 minutos.
3. Cocine la quinoa.
4. Saltee el ajo, la cebolla, la zanahoria, el brócoli y el pimiento rojo durante unos 5 minutos.

5. Mezcle la leche de coco, el jengibre, la salsa de soja, la pasta de curry, la mantequilla de maní, el agave y el vinagre de arroz. Cocine por 5 minutos más.
6. Agregue las espinacas y el tofu al horno y cocine sin tapar por 10 minutos.
7. Servir en una cama de quinoa.

Pimientos rellenos

10 min. para estar lista| 30 min. para cocinar
Produce: 4 Porciones
Puntaje Nutricional: Calorías: 668 | Carbohidratos Netos: 123.1 g
| Grasa: 6.1 g | Proteína: 34.4 g

Ingredientes:

- ☒ 1½ taza de quinoa cocida
- ☒ 1 taza de maíz cocido
- ☒ 4 pimientos
- ☒ 1 lata de 15 oz. de frijoles negros

Técnica:

1. Precaliente el horno a 350 ° F.
2. Combine la quinoa, frijoles negros y maíz.
3. Cortar la parte superior y desechar cada pimiento, luego "rellenar" y colocar en una fuente de horno para cocinar durante 30 minutos.

Capítulo 2: Postres

Plátanos Cubiertos de Chocolate Negro

10 min. para estar lista| 35 min. para cocinar
Produce: 14 Porciones
Puntaje Nutricional: Calorías: 176 | Carbohidratos Netos: 26.6 g |
Grasa: 8.8 g | Proteína: 2.5 g

Ingredientes:

- ☒ 2 tazas de chispas de chocolate negro
- ☒ 7 plátanos maduros, cortados por la mitad
- ☒ ¼ taza de mantequilla de almendras
- ☒ 2 cucharadas de aceite de coco
- ☒ 14 palitos de paleta de helado
- ☒ Cubierta de su elección

Técnica:

1. Inserte un palito de paleta en cada mitad de plátano, aproximadamente a la mitad.
2. Forre una bandeja de hornear con papel pergamino para las bananas.
3. Derrita el aceite de coco en una sartén; agregue las chispas de chocolate negro, revuelva hasta que se derrita por completo.
4. Sumerja cada plátano en chocolate, asegurándose de cubrirlo completamente con chocolate. Coloque las bananas en papel pergamino.
5. Rocíe los plátanos con mantequilla de almendras, espolvoree con coco, anacardos, pistachos o cerezas secas.
6. Congelar por 35 minutos.

Galletas de Mantequilla de Maní sin Hornear Rociadas con Chocolate Negro

15 min. para estar lista| 20 min. para cocinar
Produce: 4 Porciones (12 galletas)
Puntaje Nutricional: Calorías: 235 | Carbohidratos Netos: 22 g |
Grasa: 16.3 g |
Proteína: 6 g

Ingredientes:

- ½ taza de chispas de chocolate negro
- ½ taza de mantequilla de maní
- 1 cucharada de extracto puro de vainilla
- 2 cucharadas de aceite de coco
- 1 taza de dátiles
- 1 taza de harina de almendras

Técnica:

1. En una licuadora o procesador de alimentos, agregue mantequilla de maní, harina de almendras, dátiles y extracto de vainilla. Pulse hasta alcanzar una consistencia suave.
2. Forme la masa en bolas de 1 pulgada y colóquelas en una hoja de cocina forrada con papel pergamino.
3. Con un tenedor, presione hacia abajo y haga un patrón entrecruzado.
4. Derrita el aceite de coco y las chispas de chocolate negro. Rocíe cada galleta con chocolate.
5. Colocar en la nevera hasta que esté firme.

Helado de Piña Vegano

10 min. para estar lista| 3 hr. de tiempo de congelación
Produce: 4 Porciones
Puntaje Nutricional: Calorías: 460 | Carbohidratos Netos: 56.9 g |
Grasa: 8.2 g | Proteína: 41.1 g

Ingredientes:

- ☒ 1 taza de yogurt griego
- ☒ 3 trozos de piña congelada

Técnica:

1. Agregue yogur griego y trozos de piña a una licuadora y pulse hasta que esté suave.
2. En un recipiente apto para congelador, guárdelo hasta que esté congelado.

Barras energéticas de Matcha y Coco

20 min. para estar lista| 45 min. de tiempo de congelación
Produce: 8 Barras
Puntaje Nutricional: Calorías: 430 | Carbohidratos Netos: 57.3 g |
Grasa: 20.9 g | Proteína: 11 g

Ingredientes:

- 1 cucharada de matcha en polvo + más para rociar
- 2 cucharadas de grano de cacao - sin azúcar
- ½ taza de almendras crudas
- ½ taza de nueces
- ¼ taza de hojuelas de coco - sin azúcar
- 1 ¼ taza de dátiles picados
- 1/3 taza de semillas de cáñamo
- 1 cucharada de agave

Técnica:

1. En un procesador de alimentos, combine 2 cucharadas de matcha en polvo, agave, semillas de cáñamo, nueces, almendras y dátiles. Pulse hasta que esté bien combinado. La mezcla debe pegarse como la masa. Si no, agregue más dátiles hasta que lo haga.
2. Agregue las semillas de cacao hasta que se dispersen.
3. Forre una bandeja para hornear con papel pergamino. Use las manos para presionar la mezcla hacia abajo hasta que quede suave.
4. Espolvoree con hojuelas de coco y polvo de matcha extra.
5. Congele por 45 minutos.

Crema Batida de Anacardos con Bayas

15 min. para estar lista| 1 hr. para cocinar
Produce: 4 Porciones
Puntaje Nutricional: Calorías: 103 | Carbohidratos Netos: 22.1 g |
Grasa: 3.9 g | Proteína: 2.1 g

Ingredientes:

- ☒ 1 taza de anacardos crudos y sin sal remojados en agua durante 3 horas
- ☒ 1 cucharada de extracto puro de vainilla
- ☒ 2 cucharadas de néctar de agave
- ☒ 2 ½ taza de agua
- ☒ 1 taza de:

  - ☒ Fresas frescas en rodajas
  - ☒ Frambuesas frescas
  - ☒ Arándanos frescos

Técnica:

1. Coloque los anacardos remojados en una licuadora de alta potencia, junto con ½ taza de agua, vainilla y agave.

2. Mezcle a temperatura alta durante 2 minutos. Enfríe por al menos 1 hora. Esto también ayudará a endurecer la crema batida.

3. Sirva encima de bayas frescas.

Mousse Vegano de Menta con Chocolate Negro

10 min. para estar lista| 4 hr. de tiempo de enfriamiento.
Produce: 2 Porciones
Puntaje Nutricional: Calorías: 662 | Carbohidratos Netos: 56.8 g |
Grasa: 58.9 g | Proteína: 17.1 g

Ingredientes:

- 1½ taza de leche de coco
- ¼ cucharadita de extracto de menta
- 6 cucharadas de cacao en polvo sin azúcar
- 4 cucharadas de chips de chocolate negro para decorar
- 1 cucharada de jarabe de arce

Técnica:

1. Batir todos los ingredientes hasta que empiecen a aparecer pequeñas burbujas de aire.
2. Verter en 2 moldes.
3. Coloque en el refrigerador hasta que esté listo; Permitir hasta 4 horas.
4. Cubra con chispas de chocolate negro antes de servir.

Brownies de chocolate crudo

20 min. para estar lista| 15 min. para cocinar
Produce: 2 Porciones
Puntaje Nutricional: Calorías: 175 | Carbohidratos Netos: 33.4 g |
Grasa: 5 g |
Proteína: 2 g

Ingredientes:

- ½ taza de nueces
- ½ taza de almendras
- ¼ taza de cacao en polvo sin azúcar
- 1 taza de dátiles
- 2 cucharadas de jarabe de arce

Técnica:

1. Remoje los dátiles en agua durante unos 10 minutos.
2. En un procesador de alimentos, pulse hasta que las nueces tengan una consistencia de miga.
3. Elimine el agua de los dátiles, drene y exprima el exceso de agua.
4. Agregue los dátiles, el cacao en polvo y el jarabe de arce al procesador de alimentos. Licúe hasta obtener una consistencia suave pero espesa.
5. En un trozo de papel pergamino, extienda la mezcla de brownie en un rectángulo, de aproximadamente 1 pulgada de grosor. Colocar en papel pergamino y enfriar durante 15 minutos.

Pudín de Plátano, Almendras y Chía

10 min. para estar lista| 10 min. para cocinar
Produce: 3 Porciones
Puntaje Nutricional: Calorías: 299 | Carbohidratos Netos: 21.6 g |
Grasa: 23.6 g | Proteína: 4.9 g

Ingredientes:

- ¼ semillas de taza de chía
- 1 taza de leche de coco
- 1 taza de leche de anacardo
- 3 cucharadas de almendras en rodajas
- 3 bananas
- 1 cucharada de canela molida
- 2 cucharadas de jarabe de arce

Técnica:

1. Batir la canela, el jarabe de arce y la leche de coco hasta que quede suave. Agregue las semillas de chía y deje reposar durante la noche.

2. Sirva en platos fríos, cada uno cubierto con un plátano cortado y algunas almendras en rodajas.

Bocadillos Energéticos con Chispas de Chocolate

15 min. para estar lista| 4 hr. de tiempo de enfriamiento
Produce: 12 bocadillos
Puntaje Nutricional: Calorías: 100 | Carbohidratos Netos: 18.2 g |
Grasa: 2.2 g | Proteína: 2.7 g

Ingredientes:

- ¼ de taza de jarabe de arce
- ¼ taza de mantequilla de almendras
- 1/3 taza de mini chips de chocolate negro
- 1 taza de quinoa cocida
- 1 taza de avena sin gluten
- ½ taza de extracto de vainilla
- 1 cucharada de canela

Técnica:

1. Amase todos los ingredientes hasta que se forme una masa pegajosa y forme bolitas.

2. Coloque trozos de energía en una bandeja para hornear forrada con pergamino y refrigere por 4 horas antes de servir.

Rebanadas de Manzana y Mantequilla de Almendras

10 min. para estar lista| 5 min. para cocinar
Produce: 4 Porciones
Puntaje Nutricional: Calorías: 114 | Carbohidratos Netos: 19.3 g |
Grasa: 4.7 g |
Proteína: 1.7 g

Ingredientes:

- ☒ 2 manzanas
- ☒ 2 cucharadas de chispas de chocolate negro
- ☒ ½ taza de mantequilla de almendras
- ☒ 2 cucharadas de almendras rebanadas
- ☒ 2 cucharadas de coco rallado - sin azúcar

Técnica:

1. Retire el núcleo de las manzanas y córtelas en aros.

2. Unte la mantequilla de almendras sobre un lado y cubra con chispas de chocolate, almendras picadas y coco.

Barras de Masa de Galletas de Chocolate sin Hornear

15 min. para estar lista| 50 min. de tiempo de enfriamiento
Produce: 12 Porciones
Puntaje Nutricional: Calorías: 341 | Carbohidratos Netos: 22 g |
Grasa: 27.1 g |
Proteína: 6.1 g

Ingredientes:

- ¾ taza de chispas de chocolate negro
- 1 ½ taza de harina de almendras
- 1 cucharada de extracto de vainilla
- ½ taza de jarabe de arce
- 5 taza de mantequilla de nuez de elección
- 2 ½ taza de de aceite de coco derretido

Para la cubierta de chocolate:

- ½ taza de aceite de coco
- 2 cucharadas de mantequilla de nuez
- 1 taza de chispas de chocolate negro

Técnica:

1. Mezcle todos los ingredientes de la barra enumerados.
2. En una fuente para hornear de 8 pulgadas, presione firmemente la masa de manera uniforme y colóquela en el congelador durante 30 minutos.

3. Derrita todos los ingredientes de la cobertura de chocolate, vierta sobre las barras de masa para galletas y colóquelas en el congelador por otros 20 minutos.

Helado de Triple Baya

5 min. para estar lista| 3+ hr. de tiempo de enfriamiento
Produce: 6 Porciones
Puntaje Nutricional: Calorías: 284 | Carbohidratos Netos: 25.2 g |
Grasa: 17.5 g | Proteína: 3 g

Ingredientes:

- 1 taza de:
  - Frambuesas
  - Fresas
  - Arándanos
- 3 plátanos maduros
- 1 lata de 15-oz. de leche de coco

Técnica:

1. Licúe todos los ingredientes.
2. Transfiera a un recipiente apto para congelador, cubra y congele por 3 horas.

Galletas de Jengibre con Glaseado de Vainilla y Anacardo

15 min. para estar lista| 20 min. para cocinar
Produce: 16 galletas
Puntaje Nutricional: Calorías: 197 | Carbohidratos Netos: 17.9 g |
Grasa: 12.6 g | Proteína: 4.1 g

Ingredientes:

- 1 ½ taza de avena molida
- 3 purés de plátanos
- ¼ cucharadita de sal marina
- 1 cucharada de canela
- 2 cucharadas de jengibre molido

Glaseado de vainilla y anacardo:

- 2 cucharadas de jarabe de arce
- 1 taza de anacardos crudos - previamente remojados durante 3 horas
- 2 cucharadas de aceite de coco
- 2 cucharadas de extracto de vainilla
- Agua para mezclar

Técnica:

1. Mezcle todos los ingredientes secos juntos; agregue el plátano.
2. Coloque la cuchara en la bandeja para hornear y hornee a 350 ° F durante unos 10-15 minutos. Comenzará a oler el plátano cuando estén listos.

3. Prepare el glaseado de vainilla y anacardo agregando todos los ingredientes a la licuadora. Colocar en el congelador para reafirmar.
4. Deje que las galletas se enfríen completamente antes de poner la guinda.

Capítulo 3: Batidos

Batido de Arándanos y Almendras

5 min. para estar lista| 5 min. para hacer
Produce: 2 Porciones
Puntaje Nutricional: Calorías: 449 | Carbohidratos Netos: 38.7 g |
Grasa: 33 g | Proteína: 8.2 g

Ingredientes:

- 1 ½ taza de mantequilla de almendras
- ¾ taza de leche de coco
- ½ taza de arándanos congelados
- 1 ½ plátanos maduros
- 1 cucharada de semillas de chía

Técnica:

1. Con una licuadora de alta velocidad, procese todos los ingredientes enumerados hasta que la consistencia se vuelva suave.
2. Si el batido es demasiado espeso, agregue más leche hasta que se diluya.

Batido de Proteína de Mango Verde

5 min. para estar lista| 5 min. para hacer
Produce: 2 Porciones
Puntaje Nutricional: Calorías: 634 | Carbohidratos Netos: 56 g |
Grasa: 47.2 g | Proteína: 8.6 g

Ingredientes:

- ☒ 1 taza de espinacas

- ☒ 2 manzanas

- ☒ 2 tazas de mango picado

- ☒ Jengibre fresco pelado de ½ pulgada

- ☒ 1 ½ taza de leche de almendras

- ☒ 1 cucharada de semillas de cáñamo

Técnica:

1. Mezcle todos los ingredientes enumerados. Agregue un poco de hielo si desea hacerlo más frío.

2. Si el batido es demasiado espeso, agregue más leche de almendras.

Batido de Fresa y Plátano

5 min. para estar lista| 5 min. para hacer
Produce: 2 Porciones
Puntaje Nutricional: Calorías: 114 | Carbohidratos Netos: 26.6 g |
Grasa: 1.2 g | Proteína: 2 g

Ingredientes:

- ☒ 1 plátano maduro
- ☒ 2 taza de fresas frescas
- ☒ ½ taza de leche sin lácteos de elección
- ☒ Hielo: si lo desea

Técnica:

1. Mezcle todos los ingredientes juntos.

Batido de Chocolate con Avena y Cáñamo

5 min. para estar lista| 5 min. para hacer
Produce: 2 Porciones
Puntaje Nutricional: Calorías: 415 | Carbohidratos Netos: 56 g |
Grasa: 23 g |
Proteína: 20.2 g

Ingredientes:

- ☒ 1 plátano maduro
- ☒ 4 cucharadas de cacao en polvo - sin azúcar
- ☒ 2 cucharadas de jarabe de arce
- ☒ 1 taza de leche de coco
- ☒ ½ taza de agua
- ☒ 4 cucharadas de semillas de cáñamo - sin cáscara
- ☒ 1 cucharada de avena

Técnica:

1. Mezcle todos los ingredientes a temperatura alta hasta obtener una consistencia suave.
2. Agregue más leche si el batido es demasiado espeso.
3. Agregue hielo si desea para hacerlo más frío.

Batido de Vainilla y Anacardo

5 min. para estar lista| 5 min. para hacer
Produce: 1 Porción
Puntaje Nutricional: Calorías: 569 | Carbohidratos Netos: 68 g |
Grasa: 30.3 g | Proteína: 13 g

Ingredientes:

- ☒ 1/3 taza de anacardos crudos
- ☒ 1 plátano
- ☒ 1 cucharada de semillas de chía
- ☒ 1 cucharada de jarabe de arce
- ☒ 1 cucharada de extracto de vainilla o 1 vainilla
- ☒ 1/3 taza de agua
- ☒ 1 taza de hielo

Técnica:

1. Mezcle todos los ingredientes hasta que quede suave.
2. Agregue más agua si es necesario.

Batido de Arándanos y Lavanda

5 min. para estar lista| 5 min. para hacer
Produce: 2 Porciones
Puntaje Nutricional: Calorías: 479 | Carbohidratos Netos: 34.4 g |
Grasa: 39 g | Proteína: 5.2 g

Ingredientes:

- ½ taza de hielo
- ½ taza de acelgas
- 1 taza de arándanos frescos
- 1 taza de leche de coco sin azúcar
- ½ aguacate
- ½ plátano
- 1 cucharada de lavanda culinaria
- 1 cucharada de extracto puro de vainilla

Técnica:

1. Licúe todo hasta que quede suave y cremoso.

Batido de Frambuesa y Col Rizada con Aguacate

5 min. para estar lista| 5 min. para hacer
Produce: 2 Porciones
Puntaje Nutricional: Calorías: 627 | Carbohidratos Netos: 47 g |
Grasa: 49 g |
Proteína: 10.4 g

Ingredientes:

- ☒ 1 puñado de col rizada
- ☒ ½ aguacate
- ☒ 1 taza de leche de almendras
- ☒ 1 taza de frambuesas
- ☒ 1 plátano
- ☒ 1 cucharada de jarabe de arce
- ☒ 2 cucharadas de mantequilla de nuez
- ☒ 1 cucharada de semillas de lino

Técnica:

1. Ejecute todos los ingredientes en la configuración alta de la licuadora hasta que la consistencia sea suave.
2. Agregue hielo si desea para hacer el batido más frío.

Batido de Azaí Tropical

5 min. para estar lista| 5 min. para hacer
Produce: 1 Porción
Puntaje Nutricional: Calorías: 584 | Carbohidratos Netos: 77.4 g |
Grasa: 33 g | Proteína: 6.2 g

Ingredientes:

- 1 paquete de puré de azaí
- 1 plátano
- ¾ taza de arándanos
- ½ mango
- ½ taza de leche de coco
- ½ taza de agua

Técnica:

1. Licúe todo junto y disfrute

Batido de Aguacate Verde

5 min. para estar lista| 5 min. para hacer
Produce: 2 Porciones
Puntaje Nutricional: Calorías: 369 | Carbohidratos Netos: 18.7 g |
Grasa: 33.9 g | Proteína: 3.3 g

Ingredientes:

- ☒ 1 aguacate
- ☒ 1 cucharada de miel de maple
- ☒ ½ taza de leche de almendras

Técnica:

1. Licúe todos los ingredientes juntos.
2. Agregue más leche si el batido es demasiado espeso.

Batido Superalimento

5 min. para estar lista| 5 min. para hacer
Produce: 2 Porciones
Puntaje Nutricional: Calorías: 333 | Carbohidratos Netos: 30.8 g |
Grasa: 24.7 g | Proteína: 4 g

Ingredientes:

- ¼ taza de pepino
- ½ aguacate
- 1 taza de espinacas
- 1 kiwi
- 1 manzana verde
- 1 tallo de apio
- 2 ramitas de menta
- ½ taza de leche de coco
- ½ taza de agua
- Puñado de hielo

Técnica:

1. Mezcle todo en alto; Añadir más agua si es necesario.

Batido de Col Rizada Energizante

5 min. para estar lista| 5 min. para hacer
Produce: 2 Porciones
Puntaje Nutricional: Calorías: 190 | Carbohidratos Netos: 34.7 g |
Grasa: 5 g |
Proteína: 4.5 g

Ingredientes:

- 1 ¼ taza de col fresca
- 1 zanahoria pelada
- 1 plátano
- ½ manzana verde
- 1 cucharada de semillas de chía
- ½ taza de leche de anacardo
- ½ taza de agua

Técnica:

1. Mezcle todo; agregue más hielo si es necesario.

Batido Refrescante de Proteína de Piña

5 min. para estar lista| 5 min. para hacer
Produce: 2 Porciones
Puntaje Nutricional: Calorías: 550 | Carbohidratos Netos: 56 g |
Grasa: 34.2 g | Proteína: 14 g

Ingredientes:

- 1 taza de espinacas
- 1 taza de piña fresca
- 1 kiwi
- 1 taza de mango fresco
- 1 naranja
- 1/4 tazas de anacardos
- 2 cucharadas de semillas de cáñamo
- 1 cucharada de semillas de chía
- ½ taza de leche de coco

Técnica:

1. Mezcle todo; agregue agua si el batido es demasiado espeso.
2. Agregue hielo si desea para hacerlo más frío.

Batido Antioxidante Púrpura

5 min. para estar lista| 5 min. para hacer
Produce: 2 Porciones
Puntaje Nutricional: Calorías: 372 | Carbohidratos Netos: 46.1 g |
Grasa: 20.6 g | Proteína: 5.7 g

Ingredientes:

- ☒ 1 taza de bayas mixtas
- ☒ 1 paquete de puré de azaí
- ☒ 1 plátano
- ☒ 1 remolacha
- ☒ 3 dátiles
- ☒ ½ taza de leche de almendras
- ☒ 1 cucharada de semillas de chía
- ☒ ½ taza de agua

Técnica:

1. Mezcle todos los ingredientes en alto hasta que esté suave.
2. Agregue más agua para diluir el batido si es necesario.
3. Agregue hielo si es necesario.

Capítulo 4: Ensaldas

Ensalada de Quinoa y Bayas

15 min. para estar lista| 25 min. para hacer
Produce: 6 Porciones
Puntaje Nutricional: Calorías: 446 | Carbohidratos Netos: 38.9 g |
Grasa: 28.5 g | Proteína: 14.7 g

Ingredientes:

- ☒ 1 taza de quinoa cocida
- ☒ 2 taza de arándanos
- ☒ 2 taza de fresas
- ☒ 6 tazas de espinacas
- ☒ 2 aguacates en cubos
- ☒ 1 cucharada de semillas de cáñamo - por tazón
- ☒ ½ taza de nueces
- ☒ 2 cucharadas de mostaza de Dijon
- ☒ 1 limón

Técnica:

1. En cada tazón, comience con una cama de espinacas; agregue una cucharada de quinoa, bayas, aguacate, una pizca de semillas de cáñamo y mezcle algunas nueces.

2. Combine mostaza Dijon y jugo de limón para hacer el aderezo.

3. Rocíe el aderezo sobre cada ensalada.

Ensalada de Col Rizada con Mandarina y Aderezo de Tahini Dulce

10 min. para estar lista| 15 min. para hacer
Produce: 3 Porciones
Puntaje Nutricional: Calorías: 550 | Carbohidratos Netos: 38 g |
Grasa: 43.6 g | Proteína: 11 g

Ingredientes:

- ☒ 3 mandarinas
- ☒ 1 manojo de col rizada picada
- ☒ ½ taza de arándanos secos
- ☒ ½ taza de nueces

Aderezo:

- ☒ Jugo de 1 naranja grande
- ☒ 2 cucharadas de tahini
- ☒ 1 cucharada de aceite de sésamo
- ☒ ½ taza de vinagre de manzana

Técnica:

1. Combine todos los ingredientes para el aderezo y reserve.
2. Prepare cada ensalada comenzando con una cama de col rizada.
3. Cada ensalada obtendrá 1 mandarina.
4. Espolvorea las ensaldas con arándanos secos y nueces.
5. Rociar con el aderezo.

Ensalada Tailandesa de Fideos con Calabacín

15 min. para estar lista| 15 min. para hacer
Produce: 2 Porciones
Puntaje Nutricional: Calorías: 355 | Carbohidratos Netos: 43 g |
Grasa: 17 g |
Proteína: 20 g

Ingredientes:

- 3 zanahorias ralladas
- 2 calabacines en espiral - escurridos de agua
- 2 pimientos en rodajas finas
- 10 onzas de champiñones en rodajas
- 2 cucharadas de ajo picado
- ¼ taza de mantequilla de maní
- 2 cucharadas de jengibre recién rallado
- 3 cucharadas de aminoácidos líquidos
- 1 cucharada de Sriracha (chili fermentado)
- 1 cucharada de jarabe de arce

Técnica:

1. Combine el calabacín y las zanahorias; dejar de lado.
2. Prepare el aderezo tailandés combinando mantequilla de maní, aminoácidos líquidos, sriracha, jarabe de arce, jengibre y ajo. Batir bien para combinar. Agregue un poco de agua caliente para suavizar el aderezo.
3. Saltee los pimientos y los champiñones durante unos 5 minutos y reserve.
4. Mezcle todos los ingredientes juntos; cubra con el aderezo.

Ensalada de Tomate, Aguacate y Cebolla

10 min. para estar lista| 10 min. para hacer
Produce: 2 Porciones
Puntaje Nutricional: Calorías: 613 | Carbohidratos Netos: 37 g |
Grasa: 54 g |
Proteína: 8 g

Ingredientes:

- ⊠ 2 aguacates picados
- ⊠ ½ cebolla roja en rodajas
- ⊠ 1 libra de tomates de cereza
- ⊠ 1 pepino
- ⊠ ¼ taza de cilantro fresco picado
- ⊠ Jugo de 1 limón
- ⊠ 2 cucharadas de aceite de oliva prensado en frío
- ⊠ Sal y pimienta

Técnica:

1. En un tazón preparado, mezcle todos los ingredientes y rocíe con jugo de limón y aceite.

Ensalada de Sandía y Arroz Jazmín

15 min. para estar lista| 25 min. para hacer
Produce: 2 Porciones
Puntaje Nutricional: Calorías: 555 | Carbohidratos Netos: 99.9 g |
Grasa: 14.6 g | Proteína: 8.3 g

Ingredientes:

- ½ taza de leche de coco
- 1 taza de sandía cortada
- ½ taza de arándanos frescos
- ½ taza de albahaca fresca picada
- 1 taza de arroz jazmín cocido
- 2 cucharadas de jarabe de arce
- 1 taza de espinacas

Técnica:

1. Cocine el arroz de jazmín de acuerdo con las instrucciones del paquete. Una vez que el arroz se haya enfriado, agregue la leche de coco y el jarabe de arce.
2. Picar la sandía y la albahaca. Dejar de lado.
3. Coloque una cama de espinacas y vierta el arroz en tazones; agregue la sandía, la albahaca y los arándanos.

Ensalada de Frijoles Negros y Mango

10 min. para estar lista| 10 min. para hacer
Produce: 3 Porciones
Puntaje Nutricional: Calorías: 669 | Carbohidratos Netos: 136.9 g
| Grasa: 2.8 g | Proteína: 33.4 g

Ingredientes:

- 2 mangos pelados y cortados en cubitos
- 3 mandarinas peladas
- 1 pimiento cortado en cubitos
- 1 manojo de cebollas verdes en rodajas finas
- 1 jalapeño sin semillas y finamente cortado en cubitos
- ½ taza de cilantro fresco picado
- 1 taza de frijoles negros limpios
- 1 taza de frijoles blancos limpios
- 2 taza de rúcula
- Jugo de 1 limón
- Jugo de 1 naranja

Técnica:

1. Combine todos los ingredientes juntos. Cada tazón obtendrá 1 mandarina.
2. Exprima el jugo del limón y la naranja sobre la ensalada.

Ensalada de Manzana Roja y Col Rizada

10 min. para estar lista| 10 min. para hacer
Produce: 5 Porciones
Puntaje Nutricional: Calorías: 261 | Carbohidratos Netos: 26.6 g |
Grasa: 17.8 g | Proteína: 4 g

Ingredientes:

- ☒ 3 manzanas en rodajas finas
- ☒ 2 manojos de col rizada picada
- ☒ ½ taza de almendras rebanadas
- ☒ ½ taza de hojuelas de coco

Aderezo de Limón:

- ☒ Jugo de 1 limón
- ☒ 1 diente de ajo picado
- ☒ 1 cucharada de mostaza Dijon
- ☒ ¼ de taza de aceite prensado en frío de elección
- ☒ Sal y pimienta

Técnica:

1. Haga el aderezo de limón combinando todos los ingredientes y batiendo hasta que quede suave. Dejar de lado.
2. Prepare todos los ingredientes de la ensalada; cubra con el aderezo y mezcle para combinar.

Ensalada de Coliflor y Garbanzos

15 min. para estar lista| 10 min. para hacer
Produce: 4 Porciones
Puntaje Nutricional: Calorías: 704 | Carbohidratos Netos: 89.5 g |
Grasa: 32.6 g | Proteína: 23.4 g

Ingredientes:

- 1 cabeza de coliflor - cortada en floretes
- 1 manzana en rodajas finas
- 2 aguacates cortados y en cubos
- 1 cucharada de chile en polvo
- 1 chalote en rodajas finas
- 1 puñado de cilantro picado
- 1 puñado de menta picada
- 1 lata de 14 onzas de garbanzos
- Sal y pimienta

Técnica:

1. En su procesador de alimentos, pulse la coliflor hasta que su consistencia se haya convertido en arroz.
2. Mezcle todos los ingredientes con un poco de aceite de oliva y jugo de lima fresco.

Tacos de Fresa, Mango y Piña

15 min. para estar lista| 5 min. para hacer
Produce: 2 Porciones
Puntaje Nutricional: Calorías: 452 | Carbohidratos Netos: 68.6 g |
Grasa: 21.6 g | Proteína: 8 g

Ingredientes:

- ☒ 1 taza de fresas en rodajas
- ☒ 1 taza de piña recién cortada
- ☒ 1 mango en cubos
- ☒ 1 taza de tomates de cereza
- ☒ 1 aguacate
- ☒ Hojas de lechuga romana
- ☒ ¼ taza de cebolla roja picada y remojada
- ☒ 1 puñado de cilantro picado
- ☒ 1 puñado pequeño de albahaca picada
- ☒ Jugo de 1 lima
- ☒ Sal y pimienta

Técnica:

1. Coloque las hojas de lechuga romana en una fuente para servir.
2. En un tazón pequeño, combine las fresas, la piña, el mango, los tomates y las hierbas. Dejar de lado.
3. En otro tazón, machaque el aguacate con cebolla, jugo de limón, sal y pimienta. Mantenga el aguacate grueso.
4. Extienda una cucharada de la mezcla de aguacate en cada hoja de lechuga romana.
5. Cubra con la mezcla de frutas.

Ensalada de Remolacha Arcoiris

10 min. para estar lista| 15 min. para hacer
Produce: 3 Porciones
Puntaje Nutricional: Calorías: 615 | Carbohidratos Netos: 46.8 g |
Grasa: 44.5 g | Proteína: 18.3 g

Ingredientes:

- ☒ 1 taza de espinacas
- ☒ 1 taza de edamame cocido
- ☒ 1 aguacate en cubos
- ☒ 1 remolacha en rodajas
- ☒ 1 pimiento en rodajas
- ☒ 1 zanahoria pelada y rallada
- ☒ 1 taza de rúcula
- ☒ 1 taza de arándanos frescos
- ☒ ½ taza de almendras rebanadas

Técnica:

1. Para hacer el aderezo, combine todos los ingredientes y colóquelos en la nevera para mantenerlos frescos.
2. Tostar las almendras en la estufa hasta que estén doradas.
3. Combine todos los ingredientes de la ensalada y cubra con jugo de limón recién exprimido.

Ensalada de Nueces y Peras con Aderezo de Semillas de Amapola y Limón

15 min. para estar lista| 10 min. para hacer
Produce: 4 Porciones
Puntaje Nutricional: Calorías: 408 | Carbohidratos Netos: 32.6 g |
Grasa: 30 g | Proteína: 10.1 g

Ingredientes:

- 2 peras en rodajas
- 4 tazas de espinacas
- 1 aguacate en cubos
- ½ taza de arándanos secos
- 1 taza de nueces

Aderezo de semillas de amapola de limón:

- 3 cucharadas de aceite de aguacate
- 3 cucharadas de agua fría
- 1 cucharada de mostaza Dijon
- ½ taza de cebolla en polvo
- ¼ cucharadita de ralladura de limón
- Jugo de 2 limones
- 1 cucharada de semillas de amapola
- 1 cucharada de jarabe de arce
- ¼ cucharadita de sal marina

Técnica:

1. Batir todos los ingredientes del aderezo y enfriar hasta que la ensalada esté lista.
2. Mezcle todos los ingredientes de la ensalada y cubra con el aderezo.

Ensalada de Frijoles Blancos y Espárragos

10 min. para estar lista| 15 min. para hacer
Produce: 2 Porciones
Puntaje Nutricional: Calorías: 600 | Carbohidratos Netos: 50.2 g |
Grasa: 39.6 g | Proteína: 18 g

Ingredientes:

- ½ taza de frijoles blancos limpios
- ½ libra de espárragos cortados y blanqueados
- 1 aguacate en cubos
- 1 pimiento picado
- ¼ taza de perejil picado
- 1 cucharada de orégano seco
- 2 taza de rúcula

Aderezo:

- ½ taza de aceite de oliva prensado en frío
- 1 cucharada de jugo de limón fresco
- 1 cucharada de mostaza Dijon
- Sal y pimienta

Técnica:

1. Combine todos los ingredientes para el aderezo y guárdelos en el refrigerador hasta que esté listo para usar.
2. Escalde los espárragos hirviendo durante 3-5 minutos hasta que estén tiernos. Coloque bajo agua fría una vez hecho.

3. Mezcle todos los ingredientes de la ensalada y sirva encima de la rúcula.
4. Rociar con el aderezo.

Ensalada de 3 Frijoles con Batatas Asadas

20 min. para estar lista| 30 min. para hacer
Produce: 2 Porciones
Puntaje Nutricional: Calorías: 906 | Carbohidratos Netos: 135 g |
Grasa: 30.8 g | Proteína: 30.4 g

Ingredientes:

- 1/3 taza de:
  - judías blancas
  - frijoles pintos
  - frijoles negros
- 1 libra de batatas peladas y cortadas en cubitos
- 1 cebolla roja picada
- ½ taza de cilantro
- 1 diente de ajo picado
- ¼ taza de semillas de calabaza
- Jugo de 1 lima
- 1 cucharada de chile en polvo
- ¼ cucharadita de sal marina
- Aceite prensado en frío

Técnica:

1. Precaliente su horno a 400 ° F.
2. Mezcle las batatas y las cebollas con 1 cucharada de aceite. Hornee hasta que las batatas estén en la ternura deseada. Esto llevará unos 35 minutos.
3. Mezcle el jugo de lima, el diente de ajo, el chile en polvo, la sal marina y 1 cucharada de aceite para hacer el aderezo.
4. Enjuague y drene los frijoles.

5. Una vez que las batatas y las cebollas estén listas, transfiéralas a un tazón grande. Combine con frijoles, cilantro y semillas de calabaza.
6. Rociar con el aderezo.

Conclusión

Espero que hayan disfrutado su copia del *Libro de Cocina Completo a Base de Plantas*. Esperemos que haya sido informativo y que le haya proporcionado una buena base de recetas que le permitirán vivir fácilmente el estilo de vida a base de plantas.

Atracón de comida de Comida En español/Binge eating food in Spanish

Guía de atracones de comida para parar y superar comer en exceso

Introducción

Felicitaciones por descargar *Atracones de comida de Comida: Guía para detener y superar comer en exceso* y gracias por hacerlo. La obesidad es omnipresente hoy. En muchas ciudades, más de la mitad de los adultos son obesos, y muchos de los niños también lo son. Uno de los mayores contribuyentes a la obesidad es el atracón de comida. El atracón de comida es cuando alguien se ve obligado a comer compulsivamente y sigue comiendo pasando el punto de plenitud e incluso pasando el punto de dolor físico. A menudo se realiza en un estado alterado de conciencia en el que el comensal ni siquiera se da cuenta de lo que está comiendo. Los atracones de comida, a menudo, son un factor que contribuye a la epidemia de diabetes.

Los siguientes capítulos analizarán las causas de los atracones de comida y aprenderán cómo detenerlo. Al aprender qué desencadena un episodio de atracones de comida, una persona tiene el poder de romper el ciclo que la mantiene enferma e infeliz. También se explica por qué las dietas no lo harán adelgazar ni dejarán de comer en exceso. Los malos hábitos que lo mantienen encerrado en los atracones de comida continuos se describen junto con una forma fácil de eliminarlos. Se incluye una guía para hacer un plan de alimentos que le dará un control completo sobre su consumo de alimentos. Finalmente, un capítulo dedicado a las estrategias para el éxito continuo en evitar los atracones de comida y sus enfermedades asociadas.

Hay muchos libros sobre este tema en el mercado, ¡gracias de nuevo por elegir este! Se hizo todo lo posible para garantizar que esté lleno de tanta información útil como sea posible, ¡por favor, disfrute!

Capítulo 1: Identificación y superación de las causas de los atracones de comida

Se dice a si mismo que no va a ceder esta vez. Solo necesitas ser un poco más fuerte. Es solo una cuestión de fuerza de voluntad. Aguanta un rato y luego se rinde ante el impulso de los atracones de comida. Galletas, helados, arroz frito, tacos, no importa. Aunque es la comida que ama, no la disfruta particularmente. Se lo come sin pensar. Tal vez todo a la vez o tal vez lo hace en el transcurso del día. Es posible que ni siquiera recuerde haberlo comido después. Finalmente, comienza a sentirse enfermo y demasiado lleno. Pero sigue comiendo. Solo un poco más... y ya no podrá comer más. Físicamente no queda espacio en el estómago. Incapaz de comer más, todo lo que queda es deshacerse de la evidencia y comenzar el ciclo de autodesprecio y vergüenza. Esto es lo que es estar comiendo en exceso.

Los atracones de comida son comportamientos compulsivos. Está ritualizado y estampado. Es conducido por el subconsciente. Tiene poco control sobre eso. La necesidad de atracones de comida puede consumir todo. No comienza y termina con comer en exceso. Es un ciclo, un sistema que se perpetúa. Hay un desencadenante, una sesión de comida, y luego vergüenza y sentirse enfermo. Estos efectos posteriores le dejan más susceptible a comenzar el ciclo una y otra vez.

Hay serias repercusiones en los atracones de comida. La obesidad y la diabetes se asocian con mayor frecuencia a los atracones de comida. Cada uno tiene costos de salud y monetarios potencialmente abrumadores. Hay complicaciones de salud mental a largo plazo que también surgen de los atracones de comida. La imagen corporal negativa y la vergüenza asociadas con los trastornos alimentarios pueden provocar depresión y sentimientos de impotencia. Además de los graves efectos a largo plazo, también hay efectos inmediatos. Las náuseas, el dolor abdominal y la poca energía tienen un impacto en la calidad de vida, al igual que la sensación de malestar que se produce en el cuerpo.

Se desconoce la causa de los atracones de comida. Es probable que sea una combinación de factores psicológicos, ambientales y biológicos, todos actuando en la mente subconsciente. El acto de atracones de comida se realiza en un estado alterado de conciencia. Debido a que estas dos áreas están en gran medida fuera de nuestro control consciente, la mejor manera de solucionar el problema es lidiar con algo sobre lo que tenemos cierto control: los desencadenantes.

Cualquier cosa puede servir como desencadenante. Probablemente hay tantos factores desencadenantes como personas. Solo depende del individuo lo que los estimulará o no para tener atracones de comida. Puede ser olor, pensamiento, estrés en el trabajo o en el hogar, o incluso un mal hábito.

Es necesario reconocer sus desencadenantes para interrumpir el ciclo y dejar de comer en exceso.

Algunos desencadenantes son fácilmente reconocibles. Lo más obvio es el hambre. Es lo más obvio y lo más difícil de superar en el momento. Mientras más hambre tenga, más comida hará/ordenará, y comerá. De hecho, tener hambre casi garantiza que convierta su próxima comida en una sesión de comer en exceso seguido de sentirse enfermo y avergonzado.

No todos los desencadenantes son obvios. Muchos están ocultos dentro de nuestra psique e incluso en nuestra función metabólica.

Lo que significa que su cuerpo se está disparando para comer en exceso y para tener atracones de comida. La deshidratación puede ser un desencadenante. A veces, el cuerpo envía un mensaje para consumir agua haciéndole tener sed. Pero debido a que todos los alimentos contienen algo de agua, el cuerpo también puede indicarle que coma para reponer las reservas de agua.

Los bajos niveles de nutrientes necesarios en el sistema pueden llevar a comer en exceso, ya que el cuerpo pide más alimentos para reemplazarlos. Cualquiera que sea el desencadenante, conocerlos es el primer paso para tratar con ellos.

No dormir lo suficiente puede hacer que esté menos alerta y, por lo tanto, más susceptible a comer en exceso. Cuando no se siente bien, puede tomar malas decisiones y quedar atrapado en un ciclo de atracones de comida. Por sí solo, la falta de sueño puede causar aumento de peso. Agregue los atracones de comida y podrá ver cómo la privación del sueño realmente funciona en su contra en su búsqueda de una mejor salud.

Muchos desencadenantes pueden ser difíciles de evitar, como el estrés. Nunca se sabe cuándo tendrá problemas en el trabajo o con un cónyuge. El mundo es un lugar estresante y suceden cosas indeseables al azar. ¿Cómo evita lo inevitable? Hay una variedad de cosas para reducir el estrés que puede hacer para calmarse. Se puede usar la meditación, el ejercicio, los ejercicios de respiración o algún otro método para evitar comer en exceso.

La salud mental también puede provocar comer en exceso. La depresión y otros problemas de salud mental pueden hacernos comer compulsivamente. Los alimentos pueden usarse para automedicarse. Nos alivia y nos da el mismo efecto que las drogas. Tiene sentido que intentemos aliviar la angustia de las enfermedades mentales con alimentos que lleven a la necesidad de ayuda de profesionales de la salud mental.

La mejor manera de terminar con la necesidad de atracones de comida es reconocer los desencadenantes y trampas que nos llevan a atracones de comida y otros comportamientos indeseables. Saber cuáles son sus desencadenantes, le da el primer control sobre los atracones de comida. Poner ese conocimiento a trabajar es el siguiente paso en la batalla. Practique alejarse de los desencadenantes que se aplican a usted. Trate de no quedar atrapado en estas trampa. Cuanto más lo hace, más fácil se vuelve. Mantenerse alimentado e hidratado. Elegir alimentos frescos de mayor calidad siempre que sea posible para maximizar la salud y el bienestar es la clave para mantener una vida sin atracones de comida. Cuídese y haga un esfuerzo para mantenerse en forma y activo. Asegúrese de dormir lo suficiente. La falta de sueño puede estimular el aumento de peso y la disminución de la salud, lo que aumenta el riesgo de los desencadenantes. Con suficiente cuidado personal, se pueden minimizar los hábitos alimenticios poco saludables y sus efectos.

Capítulo 2: Administre su comida

Comemos alimentos para generar energía para nosotros mismos para hacer todas las cosas necesarias para sobrevivir y reponer las materias primas necesarias para construir y reparar los tejidos del cuerpo. Desafortunadamente, muchos de los alimentos que comemos hoy son muy altos en calorías y muy bajos en nutrientes. ¡Esto ha llevado a una población que es tanto obesa como desnutrida! Además de la obesidad, los alimentos que comemos están causando diabetes y, en general, mala salud. Para el consumidor compulsivo, los efectos de esta dieta se multiplican.

Los alimentos que se consumen durante los atracones de comida tienden a ser casi exclusivamente las peores partes de una dieta ya poco saludable. Los atracones de comida de alimentos extremadamente ricos en calorías, como los dulces procesados, las carnes grasas y los alimentos fritos, pueden agregar un día completo de calorías en solo unos minutos. Comer estos alimentos procesados azucarados puede ser catastrófico para la salud de una persona. Se pone peor. Hay al menos tres formas en que los alimentos procesados pueden causar o, al menos facilitar, comer en exceso.

Espiga de azúcar en la sangre

El sistema digestivo metaboliza muy fácilmente los alimentos que tienen un alto contenido de azúcar refinada, así como carbohidratos simples (productos de harina blanqueada). Se pueden descomponer en glucosa (azúcar en la sangre) en solo unos minutos. La glucosa es el combustible que utilizamos para alimentar los sistemas de nuestros cuerpos. Los niveles de glucosa en nuestra sangre aumentan cuando comemos azúcares y carbohidratos simples porque el cuerpo los descompone en combustible que se deposita en el torrente sanguíneo muy rápidamente. En otras palabras, tenemos una gran cantidad de combustible disponible para nosotros...demasiado, de hecho, para usarlo todo de una vez. El cuerpo reacciona al nivel alto de azúcar en la sangre liberando insulina, que inicia el proceso de almacenar ese exceso de energía como grasa. A medida que los niveles de glucosa disminuyen, también lo hace nuestra energía. Este ciclo de azúcar en sangre extremadamente alta seguido de azúcar en sangre extremadamente baja es lo que causa la diabetes. También puede desencadenar y comer atracones de comida. Cuando nuestro nivel de azúcar en la sangre baja mucho, comer de nuevo lo eleva nuevamente. El cuerpo envía señales que nos obligan a comer, y comer en exceso suele ser el resultado. Este es un ciclo de retroalimentación de causa y efecto que es muy fácil de atrapar y puede ser difícil salir de él.

Los alimentos de calidad, como frutas y verduras frescas, carnes magras y pescado, son más difíciles de descomponer y extraer energía del cuerpo. El resultado es un aumento más lento del azúcar en la sangre sin el pico insalubre. Los azúcares extraídos de la buena comida gotean lentamente en el torrente sanguíneo y proporcionan energía constante durante horas, en lugar de minutos. Piense en ello como la diferencia entre arrojar un tronco a un fuego y arrojar una lata de gas al fuego. El gas liberará grandes cantidades de energía, pero desaparecerá en unos segundos. El registro continuará quemándose y proporcionará calor durante mucho tiempo.

Los alimentos procesados son pobres en nutrientes

Otro aspecto de la dieta de comida rápida / comida en caja es que generalmente es baja en nutrientes necesarios para una buena salud. El procesamiento de alimentos, como la molienda, la ebullición y la conservación, elimina las valiosas vitaminas, minerales y otros nutrientes. Nuestros cuerpos reaccionan a la falta de nutrientes al insistir en que comamos más para recuperarlos. Otro ciclo de autoperpetuación de los alimentos que comemos no nos nutre y nuestros cuerpos exigen más de ellos, incluso cuando no tenemos hambre, en un vano intento de reponer las reservas de nutrientes. Muchos alimentos procesados contienen aditivos químicos que no son digeribles. Para deshacerse de estos químicos, el cuerpo se agota aún más de los nutrientes necesarios para eliminar los aditivos.

Los alimentos ricos en nutrientes reemplazan las reservas de vitaminas y minerales que el cuerpo necesita. Es por eso que comer una comida de calidad saludable satisface sin necesariamente sentirse lleno. El cuerpo carecía de nutrientes, no de calorías.

El azúcar es adictivo

Probablemente el aspecto más insidioso de una dieta alta en azúcar es que puede ser altamente adictivo. Cada vez más, los científicos están llegando a la evidencia de que el azúcar puede ser tan adictivo como las drogas duras como la cocaína. El azúcar, en altas dosis, altera la química del cerebro de la misma manera que la cocaína y la heroína. Al igual que otras drogas adictivas, cuanto más azúcar se ingiere, más quiere comer. Es otro patrón cíclico que se refuerza en el atracón de comida.

Limitar o evitar el azúcar procesada es la mejor manera de lidiar con la adicción. Pero más importante que eliminar los alimentos de su dieta es agregar tantos alimentos ricos en nutrientes como su cuerpo necesita para crecer, sanar y potenciarse. Los alimentos como carnes magras, frutas y verduras frescas, pescado, nueces y semillas le proporcionarán todos los componentes básicos y la energía constante que necesita. No se trata de elegir buena comida sobre mala comida. Si come alimentos buenos que le gustan y que son saludables, probablemente encontrará que quiere menos de los alimentos procesados.

Decidir cuándo comer puede ser tan importante como qué comer. Las comidas deben estar separadas para minimizar el hambre. El hambre es el peor desencadenante de todos los atracones de comida. Si tiene hambre, hay muy pocas posibilidades de evitar comer en exceso. Un horario ideal sería que el desayuno se sirviera lo más tarde posible en la mañana, pero no tan tarde que las punzadas de hambre lo hagan comer en exceso. Cuanto más tarde se come el desayuno, mayor es el "período de ayuno" entre la cena de la noche anterior y el desayuno. Cuanto más largo es el período de ayuno, más calorías se consumen. Del mismo modo, cenar antes alargará el período de ayuno, lo que promoverá la pérdida de peso. Una vez más, la cena no debe ser tan temprana como para volver a tener hambre antes de acostarse, porque eso eventualmente conducirá a comer en exceso.

Controlar qué alimentos come y cuándo los come puede aliviar muchos de los factores que conducen a los atracones de comida. Cambiar a una dieta de alimentos de alta calidad que limite la ingesta de alimentos procesados hará lo máximo para ayudarlo a vivir una vida más saludable.

Capítulo 3: Poner fin a la dieta y otros malos hábitos

Las dietas de moda no funcionan. La mayoría de las dietas lo ayudarán a perder peso a corto plazo. Pero la abrumadora mayoría de las personas recuperan todo el peso perdido. A menudo recuperan más de lo que perdieron en primer lugar. Las dietas suelen ser muy restrictivas tanto en los tipos de alimentos que puede comer como en cantidad. Puede ser difícil mantenerse a dieta. Especialmente si no disfruta los tipos de alimentos que puede comer. Las dietas se sienten como un castigo, y eventualmente, nos alejamos de ellas y nos adentramos en los brazos que esperan de un atracón de comida.

Las dietas están diseñadas para fallar. Pensamos en las dietas como un sufrimiento temporal que podemos detener una vez que perdemos el peso del que queremos deshacernos. Entonces, incluso si logra perder cada onza de peso que quería perder, no hay nada que le impida recuperarlo una vez que deje de seguir la dieta. Pocas personas llegan tan lejos. Las dietas generalmente se rompen mucho antes de que se cumplan los objetivos de pérdida de peso. Fallar en una dieta nos hace sentir débiles y sin esperanza. Hacer dieta es uno de los muchos malos hábitos que llevan a los atracones de comida.

Las adicciones a los alimentos, como la adicción a las drogas y al alcohol, pueden ser muy difíciles de controlar. Los hábitos, por otro lado, son relativamente fáciles de cambiar. Los hábitos se forman a partir de la repetición y la rutina. Hay poco o ningún apego emocional a un hábito. Deshacer un mal hábito puede ser tan simple como hacer algo más una y otra vez hasta que se vuelva habitual. Algunos malos hábitos comunes que alimentan comer en exceso son:

Esperando demasiado para comer

Cree que si aguanta y espera antes de comer, perderá más peso. O tal vez perdió la noción del tiempo y no se dio cuenta hasta que tenía mucha hambre. De cualquier manera, ahora es probable que coma en exceso. Es casi imposible no hacerlo cuando tiene un atracón de comida. Este hábito se rompe fácilmente al planificar las horas de comida y al preparar y preparar la comida.

Día libre (día de atracones de comida)

Algunas personas creen que permitirse atracones de comida periódicamente eliminará la necesidad de su sistema. Un día a la semana se permite comer lo que quiera en cualquier cantidad. Esta es una mala idea porque refuerza la idea de que comer en exceso es aceptable a veces. Muy rápidamente comenzará a suceder con más frecuencia y luego todos los días es potencialmente un día libre.

Comiendo en el coche

Todos lo hacemos, pero es un mal hábito, especialmente para los comedores compulsivos. En el automóvil está aislado del mundo exterior y puede comer en privado. Esto es exactamente el lugar donde las personas prefieren comer en exceso. Los tipos de alimentos que come en el automóvil son casi completamente procesados, empacados o comida rápida. Entonces, incluso si no tiene atracones de comida en el automóvil, los alimentos que come allí seguramente serán calorías vacías en el mejor de los casos.

Nada más que comida procesada en la casa

Comer solo alimentos procesados puede causar comer en exceso como se discutió en el capítulo anterior. Tener solo este tipo de alimentos a la mano significa que eso es lo que comerá cuando tenga hambre. Siempre debe tener buenos alimentos disponibles.

Comer alimentos que no nos gustan

Creemos que para perder peso y estar saludable, tenemos que sufrir. Parte de ese sufrimiento es comer alimentos que no nos gustan porque son buenos para nosotros. Si tiene hambre y solo tiene col rizada en la casa para comer, puede terminar saliendo y comiendo comida rápida. Compre y coma alimentos saludables que quiera comer.

Pensando en el ejercicio como castigo

Tendemos a pensar en el ejercicio como penitencia por comer en exceso. Cuando lo pensamos de esta manera, es un trabajo pesado. Tiene que forzarse a ir, y no puede esperar a que termine. No pasará mucho tiempo antes de que deje de ir por completo. El ejercicio, como los alimentos saludables, debe ser agradable para que haya alguna posibilidad de que se quede con ellos. Elija algo que le guste hacer para hacer ejercicio. Estar activo es una de las mejores cosas que puede hacer por usted mismo. Encuentre algo que le guste y hágalo.

Merienda

Los refrigerios pueden ser una forma efectiva de contener el apetito o retenerlo hasta la próxima comida. Sin embargo, la mayoría de las veces, es solo un mal hábito que puede convertirse rápidamente en atracones de comida. Si debe comer bocadillos, limítelos a alimentos saludables en pequeñas porciones.

Alcohol

Beber alcohol reduce las inhibiciones y a menudo termina en exceso. Un atracón de comida alimentado con alcohol es particularmente malo porque hay muchas calorías en la mayoría de las bebidas alcohólicas. Una noche de bebida puede significar consumir tantas calorías como una comida completa. Beber en exceso puede hacer que tome más calorías de las que debería en un día completo de comidas.

Beber con menos frecuencia y comer una buena comida antes de beber puede ayudar, pero es mejor evitarlo tanto como sea posible.

Renunciar a la dieta es fácil. Cambiar otros malos hábitos generalmente también es bastante fácil. Un poco de planificación anticipada resuelve la mayoría de ellos, el resto solo necesita un buen hábito para reemplazarlos. El beneficio de renunciar a todos es una capacidad mucho mejor para evitar episodios de atracones de comida.

Hacer dieta no ayuda. Muchos de nosotros hemos estado a dieta toda nuestra vida. No perdemos peso de forma permanente con las dietas, y lo que es peor, nos mantienen en un ciclo de morir de hambre, luego de tener atracones de comida, luego de sentir vergüenza y volver a la dieta. Es una trampa que nos impide hacer el trabajo que realmente nos curará. Otros malos hábitos tienen un efecto similar. Eliminar los malos hábitos relacionados con los alimentos despeja el camino de obstáculos para una mejor salud. Es el comienzo si se desarrolla un plan sobre cómo comerá en el futuro.

Capítulo 4: Crear hábitos alimenticios y de vida sostenibles

Como hemos visto, las dietas no le ayudarán a perder peso. Tampoco le ayudarán con los atracones de comida; de hecho, la dieta puede ser parte del ciclo que nos lleva a comer en exceso. Cuando una dieta nos falla, entramos en una alimentación caótica y no planificada. Estos son los momentos en que nos dañamos más con la comida. Las elecciones de alimentos se hacen en el momento y tienden a ser alimentos reconfortantes procesados. Anhelamos los alimentos que nos prohibieron comer en una dieta que acabamos de dejar. Incluso si no sabe bien, lo comemos en rebelión contra la opresión de la dieta. La alimentación caótica no es una solución, entonces, ¿qué debemos hacer? La respuesta es ser inteligente sobre cómo se come. Elija buenos alimentos y planifique las comidas con anticipación.

Las dietas fallan porque son restrictivas y le quitan sus alimentos favoritos. En lugar de quitar los alimentos, agregue alimentos frescos de alta calidad y ricos en nutrientes. Coma suficientes de estos alimentos para energizar y saciar su cuerpo.

Es importante recordar encontrar los alimentos saludables que le gusta comer. A todos les gusta la idea de la col rizada, pero a nadie le gusta comer col rizada. Si intenta forzarse a comerlo, está tentando a una reacción violenta. Comer alimentos debe ser placentero, no tedioso. Si le gusta comer de esta manera, continuará haciéndolo. Si no, no lo hará. No está limitado solo a alimentos saludables. Todavía se pueden comer otros alimentos menos saludables, pero ya no son el foco de la comida. Como puede comer lo que realmente quiere, no hay restricción para rebelarte. Si anhela algo que pueda tener, solo asegúrese de atender primero todas las necesidades nutricionales de su cuerpo.

Planificar sus comidas le brinda el máximo control sobre su consumo de alimentos. Cuando decide lo que va a comer con anticipación, puede elegir alimentos que lo llenen y lo alimenten. Usted tiene más control sobre el tamaño de las porciones cuando planifica previamente una comida. La mayoría de las personas comen lo que tengan delante, incluso si es más de lo que realmente querían. Al establecer un tamaño de porción como el de la mano, puede reducir el consumo excesivo. También puede controlar la cantidad de alimentos procesados que come. Esto le permite tener los alimentos que anhela, pero en pequeñas cantidades mezclados con alimentos nutritivos.

Tener un plan de comidas también incluye decidir cuándo comer. Como se discutió anteriormente, el momento de las comidas juega un papel en evitar los desencadenantes, así como en maximizar el uso de la energía derivada de los alimentos. Separar las comidas más lejos aumenta la cantidad de calorías quemadas, pero también corre el riesgo de aumentar el hambre y aumentar el riesgo de atracones de comida. Encontrar un equilibrio entre los dos es necesario y depende de sus objetivos. Si la pérdida de peso es la razón principal para cambiar sus hábitos alimenticios, entonces distribuya más sus comidas, especialmente el tiempo entre la cena y el desayuno. Si terminar con los atracones de comida es su principal preocupación, sería mejor acortar el tiempo entre comidas.

Una decisión importante que debe tomar en su plan de alimentación es si desea o no, permitir la merienda. Los bocadillos pueden ser un problema. Cuando comemos en exceso, no pensamos conscientemente en la comida o en comerla. En otras palabras, no somos conscientes de nuestra comida. Cuando come algo que disfruta, la comida debe tener toda su atención. Si lo está comiendo sin pensar y ni siquiera se da cuenta, ¿por qué molestarse en comerlo? Los refrigerios generalmente no son comer conscientemente. Comemos algo mientras estamos trabajando o viendo televisión. Esta puede ser la razón por la cual los refrigerios nos llevan a comer en exceso tan fácilmente. Pero si planea meriendas, están bien. Los refrigerios sabrosos y de alta calidad en porciones pueden retenerlo entre comidas y evitar que llegue al punto de hambre donde el atracón de comida es inevitable. Al tener un plan de alimentos, puede hacer de los refrigerios, una parte beneficiosa de su rutina diaria. Sin planificación, los refrigerios son una invitación a los atracones de comida.

Al planificar los alimentos que come y programar las horas en que las come, elimina muchos de los escollos que provocan los atracones de comida. También le da la capacidad de controlar su ingesta de alimentos y adaptarla para lograr los objetivos que establece. Usted decide si desea adaptar su plan para perder peso, administrar comer en exceso o ambos.

Junto con un plan de alimentación, un plan para dormir lo suficiente y hacer ejercicio hará que su plan de alimentación sea mucho más exitoso. Dormir y hacer ejercicio le fortalecen y le reponen.

Encontrar una forma de ejercicio que realmente disfrute y programar su tiempo para hacerlo regularmente mejora aún más su capacidad de controlar su alimentación y su vida. Idealmente, haría algo que le gustaría hacer y con ganas. Si es algo que desea hacer, hay muchas más posibilidades de que continúe haciéndolo.

Finalmente, es necesario dormir lo suficiente para obtener todos los beneficios de la forma en que come y hace ejercicio. Una noche de sueño completo le permitirá perder peso. Cuando no tiene sueño, su cuerpo retiene el peso, y es extremadamente difícil perderlo. El ejercicio descompone los músculos y los huesos. El cuerpo repara y fortalece los músculos y los huesos, mejor cuando duerme. La buena comida, el ejercicio y el sueño adecuado lo ayudarán a verse y sentirse mejor. La forma en que se ve, le ayuda mucho a cómo se trata a sí mismo.

Ahora tiene las herramientas para cambiar cómo come y cómo se siente. Usted tiene control sobre muchos de los desencadenantes que provocan atracones de comida. Los efectos de los desencadenantes que no están bajo su control pueden silenciarse o evitarse por completo debido a los planes que tiene implementados. Con estas herramientas, el impulso de comer en exceso puede debilitarse o eliminarse por completo. La última parte del rompecabezas es mantener el plan de alimentación y aislarlo aún más de una posible recaída.

Capítulo 5: autoaceptación y evitar recaídas

Una vez que tenga sus factores desencadenantes bajo control y esté comiendo comidas nutritivas y saludables en horarios programados y todo vaya bien, ¿cómo puede evitar una recaída? Como se discutió en capítulos anteriores, evitar los desencadenantes es extremadamente importante. Pero a veces los desencadenantes son difíciles de evitar. Tener una imagen corporal negativa hace que verse en el espejo sea un posible desencadenante. Es bastante difícil evitarlo, así que si la imagen negativa del cuerpo es un disparador para usted, entonces tendrá que encontrar formas de mejorar su forma de verse.

La imagen negativa del cuerpo significa sentirse incómodo en su propia piel. No cree que es atractivo o que merece la atracción de los demás. Siente ansiedad y vergüenza por el tamaño de su cuerpo y se ve a sí mismo como un fracaso por permitir que suceda.

Puede actuar como desencadenante para algunos, pero incluso si no conduce directamente a comer en exceso y a los atracones de comida, puede jugar un papel en una recaída. Cuando se siente bien acerca de cómo se ve, hacer el trabajo para lucir y sentirse saludable es más fácil. Si no le gusta cómo se ve, puede afectar su estado de ánimo y su capacidad para tomar decisiones saludables. Mantener una imagen corporal positiva de nosotros mismos es importante para mantener una vida sin atracones de comida. Si cada vez que se ve en el espejo, se deprime, puede terminar en un ciclo de comer en exceso. Este capítulo trata sobre la mejora de la imagen corporal y otras formas de reducir el riesgo de retroceder a comer en exceso.

Las causas de la imagen corporal negativa se deben en gran parte a la presentación de cuerpos ideales como normales en los medios.

Los niños crecen en un mundo creyendo que los cuerpos perfectos que ven en los medios son como deberían verse, y que tienen defectos. Nos atrapamos comparándonos con los cuerpos perfectos que vemos, y nos encontramos carentes. Sentirse así por su cuerpo puede hacer que se sienta demasiado consciente de sí mismo en público. Los sentimientos negativos sobre su apariencia son sentimientos negativos sobre cómo se ve a sí mismo ser. Hay formas de combatir la imagen corporal negativa.

Acéptese por lo que es

Nadie es perfecto. ¿Quiere parecerse a ese actor o supermodelo? No es posible ¡Ni siquiera se ven realmente así! A los equipos de entrenadores, dietistas, maquilladores, terapeutas del sueño, cirujanos plásticos y otros se les paga mucho dinero para que se vean tan bien como sea humanamente posible. Incluso con toda esa ayuda, y un fotógrafo profesional con una iluminación perfecta, las fotos aún se pueden editar. La perfección no existe. Estas imágenes mejoradas de estas personas se muestran específicamente para hacerle sentir inferior, para que pueda comprar más productos.

Ignorar los medios

Evite las ofertas de los medios que solo presentan imágenes y debates corporales "ideales". Las industrias de publicidad, moda y entretenimiento no son sus amigos cuando se trata de imagen corporal. Nada le hará sentir mal por su imagen corporal más rápido que compararse con una súper modelo de seis pies de altura con curvas increíbles y una cintura delgada como un lápiz, o ese actor perfectamente cincelado con el paquete de 6. Es fácil caer en la trampa. Imágenes de cuerpos perfectos están en todas partes. Pero, si aparta la vista del estante de revistas, la televisión o su teléfono y mira a las personas que le rodean, tampoco se parecerán a las personas en esas fotos. Probablemente se parecen mucho a ti.

Centrarse en lo positivo

Encuentre un par de cosas sobre su cuerpo que le gusten y concéntrese en esas cosas cuando surjan pensamientos negativos. Mejor aún, trate de verse a través de los ojos de alguien que le adore. ¿Qué les gusta de su cuerpo? En lugar de regañarse por imperfecciones, concéntrese en sus cualidades positivas. Haz lo mismo con otras personas. Tampoco hay una buena razón para hacer comentarios negativos sobre su cuerpo o el de otras personas.

Haz ejercicio

El ejercicio no solo le hará sentir mejor y lucir mejor, sino que también le hará sentir fuerte y seguro. Al igual que con las elecciones de alimentos, elegir una forma de ejercicio que le resulte agradable hará que sea más fácil seguirla. Senderismo, natación, paddle surf, deportes de equipo e individuales, o cualquier otra cosa que aumente su ritmo cardíaco y lo haga sudar un poco. Idealmente, encontrará una actividad física desafiante que disfrute hasta el punto de que se convierta en algo que espera con ansias.

El ejercicio es muy importante para evitar los atracones de comida incluso para aquellos sin problemas de imagen corporal. El aumento de fuerza y energía que viene con la actividad física regular hace que sea más fácil para usted no tener que comer en exceso.

Duerme un poco

No dormir lo suficiente puede ser perjudicial para la imagen corporal. Puede hacer que aumente de peso y puede hacer que se vea más viejo y, bueno, cansado. El sueño es rejuvenecedor. Su cuerpo se repara y se restaura mientras duerme. Se verá más saludable porque será más saludable. Una noche de sueño completo también puede vigorizar el espíritu a medida que aumentan los niveles de energía.

Tener un poco de flexibilidad

Las recaídas suceden. Realmente no tiene sentido golpearse por caerse del vagón. Molestarse por una recaída lo pone nuevamente en un ciclo de vergüenza que lo llevó aquí en primer lugar. Reconozca que este es un problema difícil y que habrá contratiempos, pero que está en un camino viable hacia la salud y tendrá éxito. Todo lo que puede hacer es darse la mejor oportunidad de tener éxito todos los días.

Cuídese

La forma de vencer los atracones de comida es a través del cuidado personal. Cuidarse con una buena comida que satisfaga todas las necesidades de su cuerpo y su necesidad de disfrutar lo que come. Dormir lo suficiente y hacer ejercicio para estar más sano y feliz es autocuidado. Fomentar una imagen corporal positiva también es cuidar de sí mismo al aceptar e incluso que le guste quién es. ¡Cuídese y mantente saludable!

Conclusión

Gracias por llegar hasta el final de Atracón de Comida: Guía para detener y superar el comer en exceso, esperemos que sea informativo y capaz de proporcionarle todas las herramientas que necesita para lograr sus objetivos, sean cuales sean.

El siguiente paso es decidir que quiere cambiar su vida. ¿Está listo para hacer el trabajo necesario para mejorar su vida? ¿Salir del camino que conduce a la obesidad, la diabetes, la mala salud mental y física y una muerte prematura? Comienza con la voluntad de cambiar.

Ahora que sabe por qué algunos alimentos y hábitos alimenticios causan obesidad y diabetes, puede tomar decisiones informadas sobre qué comer y cuánto. Tenga en cuenta la elección de las horas que come, y tenga la capacidad de adaptar su plan de alimentos para lograr los objetivos específicos que ha establecido. Ya sea que elija bajar de peso, simplemente evite los atracones de comida, o ambos, depende de usted.

Suena a mucho trabajo. Afortunadamente, los pasos recomendados en este libro son relativamente fáciles. No se le pide que renuncie a los alimentos que ama o que se espera que sude por la miseria mientras hace ejercicios que odia. No se le pide que haga dieta en absoluto. En realidad, debería dejar de hacer dieta por completo. Hacer dieta no lo ayudará y, de hecho, puede lastimarlo al hacer que se rebele y vuelva a comer en exceso. La dieta a menudo es parte del ciclo de atracones de comida que le impide vivir la vida al máximo. Por estas razones, la dieta debe ser rechazada.

Encontrar formas de curarse de los atracones de comida que sean sostenibles, lo que significa que es agradable hacerlo, así que es más fácil seguir haciéndolos, es la clave para un cambio duradero en la vida y liberarse de comer en exceso. Puede cambiar su vida y ahora tiene las herramientas para hacerlo.

Así que salga y viva la mejor vida que pueda tener. Una vida llena de actividades divertidas y una alimentación saludable y alegre que vale la pena vivir. Estar libre de atracones de comida y la vergüenza y la autolesión que viene con ellos. Disfrute de estar completamente energizado y curado por los alimentos que come, y no ser arrastrado por ellos. Vive con la confianza de que tendrá éxito, incluso si tiene una recaída, el camino de regreso a la salud está aquí para usted. Siéntase cómodo con su cuerpo y confíe en otras personas sin ser víctima de problemas corporales negativos. Vive como un ejemplo para otros de que los atracones de comida pueden ser conquistados.

Fitness y Nutrición En Español/Fitness and Nutrition in Spanish:

Cómo descubrir su potencial físico haciendo ejercicio y comiendo adecuadamente

Introducción

Felicitaciones por descargar Fitness y Nutrición y gracias por hacerlo.

Los siguientes Capítulos discutirán cómo descubrir su potencial ilimitado, verse bien a través de una alimentación saludable y hacer ejercicio de acuerdo con sus necesidades físicas.

Hay muchos libros sobre este tema en el mercado, ¡gracias de nuevo por elegir este! Se hizo todo lo posible para garantizar que esté lleno de tanta información útil como sea posible, ¡por favor, disfrute!

Imagine el cuerpo de sus sueños... ¿de acuerdo? Muy bien, ahora dese cuenta de que puede lograr el cuerpo de sus sueños a través de Rutina de ejercicios intensos y deliciosas recetas que son simples y fáciles de seguir. La nutrición es el aspecto más importante de verse y sentirse bien.

En este libro, hay 11 Rutinas de ejercicios que van desde cardio hasta HIIT (Entrenamiento de intervalos de alta intensidad), ejercicios simples de peso corporal ... a Rutina de ejercicios que no requieren ningún tipo de equipo.

CADA RUTINA DE EJERCICIO SE PUEDE HACER EN CASA; no necesita equipos de gimnasio sofisticados para lograr lo que desea, todo lo que se necesita es la cambiar de mentalidad

Los siguientes ejercicios de levantamiento de mancuernas incluyen:

- ☒ Pecho, hombros y tríceps.
- ☒ Espalda, bíceps y abdominales.

- ☒ Abdominales superiores e inferiores
- ☒ Oblícuos y caderas
- ☒ Muslos internos y externos
- ☒ Músculos isquiotibiales, Cuádriceps femoral, y Pantorrillas
- ☒ Glúteos ejercitados

Aquí está el equipo que necesitará: una colchoneta de yoga, un banco de mancuernas o una pelota de ejercicios, mancuernas, mancuernas (se necesitan casi poco o nada de peso) y una pelota medicinal.

Cada ejercicio incluye una secuencia de Calentamiento que es necesaria para prevenir lesiones y para ayudarlo a quemar más grasa. Es importante refrescarse después de cada Rutina de ejercicio. Puede dar una caminata de cinco o diez minutos alrededor de la cuadra o su apartamento / casa o hacer algunas posiciones fáciles de yoga. El enfriamiento depende totalmente de usted. Se recomienda hacer ejercicio tres días a la semana, dirigidos a diferentes grupos musculares para cada día, y luego darse un día de descanso para el desarrollo muscular adecuado. Si sigue la rutina y las recetas que he cubierto en este libro, tiene garantizados excelentes resultados.

¡Feliz Levantamiento!

Capítulo 1: Pecho, hombros y tríceps

Es vital que caliente los grupos musculares en los que planea trabajar ese día. Si no lo hace, existe un grave riesgo de lesiones cuando los músculos y las articulaciones no están preparados adecuadamente.

Calentamiento

1. **Marcha en mismo lugar:**

   Marche en el lugar por 60 segundos. Haga su mejor esfuerzo no solo para caminar a un ritmo rápido sino también para levantar las rodillas tan alto como pueda.

2. **Rodillas altas:**

   Esta es una versión exagerada de la marcha en mismo lugar. Esto está destinado a mantener su ritmo cardíaco elevado y ayudarlo a quemar más calorías. Va a correr rápidamente en el mismo lugar, manteniendo sus codos tocando su cinsura con sus antebrazos y palmas extendidas paralelas al piso. Haga su mejor esfuerzo para tocar las rodillas con las palmas lo más rápido posible durante 60 segundos.

3. **Sentadillas con golpes cruzados:**

   Coloque los pies separados al ancho de los hombros mientras mantiene la espalda recta mientras se pone en cuclillas. Mantenga las manos en el pecho y saque el trasero cuando se ponga en cuclillas. A medida que se eleva, gire alternativamente hacia el lado izquierdo y derecho después de ponerse en cuclillas. Levántese, golpee a la izquierda con el brazo derecho, girando el pie derecho hacia el golpe. Póngase en cuclillas nuevamente, levántese y luego golpee hacia la derecha con el brazo izquierdo. Repita por 60 segundos.

4. **Círculos grandes con los brazos:**

Levante los brazos por encima de la cabeza y haga una "V". Luego haga círculos grandes y anchos con los brazos. Hágalo por 30 segundos. Invierta la dirección por otros 30 segundos.

5. **Círculos de muñeca:**

Junte las manos en el pecho y entrelace los dedos. Mueva solo sus muñecas durante 60 segundos.

Rutina de ejercicio

1. **Prensa de hombros con barra:**

Coloque los pies de modo que estén justo fuera de la línea vertical imaginaria que podría dibujar desde los hombros. Con las palmas hacia adentro, agarre la barra y mantenga las manos un poco más anchas que los hombros; asegúrese de que las muñecas permanezcan rectas. Mantenga los codos hacia adelante un poco más allá de la barra, esto ayudará a mantener la barra en su lugar. Presione la barra hacia arriba y, mientras lo hace, empuje la cabeza entre los brazos una vez que la barra esté sobre la cabeza. Haga cuatro series de repeticiones; 15-12-10-5

2. **Fila vertical con un solo brazo:**

Sostenga una mancuerna en una mano a su lado, con las palmas hacia atrás. Lleve la mancuerna a la alsura de la barbilla, manteniendo el codo más alto que la muñeca. Lentamente deje caer la mancuerna nuevamente a la posición inicial. Repita en el otro lado después de un conjunto. Haga cuatro series de repeticiones: 15-12-10-5

3. **Prensa inclinada con mancuernas:**

Coloque su banco de mancuernas en una pendiente o coloque su pelota de ejercicios contra la pared y siéntese en ángulo con la espalda recta apoyada en la pelota. Mantenga los pies y las rodillas bien abiertos. Sostenga en cada mano una mancuerna cerca de sus hombros. Presione las mancuernas hacia arriba mientras aprieta los músculos del pecho. Las mancuernas deben acercarse juntas de forma nasural cuando las levanta, pero no necesitan tocarse, luego baje lentamente sus mancuernas a la posición inicial. Haga tres series de repeticiones: 15-12-10-5

4. **Vuelos inclinados con mancuernas:**

Sostenga una mancuerna en cada mano, mantenga los pies un poco más anchos que los hombros y asegúrese de que las rodillas estén ligeramente dobladas. Inclínese hacia adelante desde la cadera hasta que su pecho esté casi paralelo al suelo. Mantenga la espalda completamente recta con las palmas hacia abajo y luego levante las mancuernas hacia arriba y hacia los lados tan alto como sea posible. Mantenga sus movimientos controlados. Haga tres series de repeticiones: 15-12-10-5

5. **Prensa con mancuernas sentado:**

Siéntese en un banco sosteniendo las mancuernas a la alsura de la barbilla con los codos hacia los lados y las palmas de las manos hacia adelante. Presione las mancuernas completamente por encima de su cabeza para una extensión completa: mantener los hombros hacia abajo ayudará a aislar los tríceps y el pecho. Haga tres repeticiones de 15.

Capítulo 2: Abdominales, Espalda y Bíceps

Calentamiento

1. **Ejercicio "El Gato":**

   Póngase en cuatro patas con las manos y las rodillas separadas por el hombro y la cadera. Suavemente arquee la espalda, redondeando y meta la barbilla y el coxis debajo de usted. Inhale y, mientras exhala, deje caer la espalda y levante el coxis como si lo essuvieran tirando con una cuerda. Mire hacia el cielo como si essuviera tratando de hacer una "U" con la espalda. Repita 10 veces.

2. **Toque del dedo del pie:**

   Mientras está de pie, mantenga los pies juntos y alcance el cielo con las manos. Doble hacia adelante las caderas y empuje las caderas hacia atrás mientras alcanza el piso, colocando su peso sobre los talones. Mantenga su espalda recta. Luego vamos a levantar y, para hacer esto correctamente, vamos a rodear suavemente la columna vertebral y levantar una vértebra a la vez, terminando en las posiciones iniciales. Repita 15 veces.

3. **Posición del triángulo:**

   Mientras está de pie, dé un gran paso adelante con el pie derecho en posición de zancada. No permita que su rodilla pase por su tobillo y mantenga una pierna izquierda recta dejando caer la rodilla. Como se lanzó hacia adelante con el lado derecho, tomará la mano izquierda y la colocará en el suelo, justo a la izquierda del pie derecho. Tome su brazo derecho y estire el brazo hacia el cielo y siga su alcance con su mirada. Debe estar haciendo una línea recta con ambos brazos. Repita en el lado derecho e izquierdo cinco veces.

4. **Estiramiento lateral:**

Coloque una palma en una pared y lleve todo su brazo interno para que también se encuentre con la pared. Gire su pecho lejos de la pared y luego Mantengagalo durante 20 segundos. Repita alternativamente en cada lado seis veces.

5. **Plancha:**

Póngase en una posición de flexión con los pies juntos y las muñecas directamente debajo de los hombros. Mantener durante 30 segundos

Rutina de ejercicio

1. **Dominadas de agarre ancho:**

Coloque las manos hacia adelante y agarre una barra de tiro un poco más ancha que los hombros. Apriete el core y la espalda para que esto lo ayude a levantarse. Intente no usar sus hombros o brazos.

2. **Remo unilateral con mancuernas:**

Coloque los pies separados al ancho de las caderas doblando ligeramente las rodillas. Con mancuernas en cada mano, inclínese hacia adelante en las caderas y no en la cintura. Mantenga su core enganchado y sus brazos colgando, y sus codos doblados a los costados. Con las palmas frente a frente, apriete los omóplatos y levante los codos con fuerza contra usted mientras lleva las mancuernas hasta las axilas. Imagine que está rompiendo un huevo con los omóplatos cuando tiene los codos arriba. Mantenga una cuenta y luego suelte. Haga tres series de 8-12 repeticiones.

3. **Curl de Bíceps con mancuernas:**

   Comience haciendo un remo unilateral y cuando suelte para volver a la posición inicial, mire las palmas hacia el pecho y doble las mancuernas hacia el pecho. Involucre sus bíceps. No balancee los brazos para hacer este ejercicio, use solo sus músculos. Baje la cantidad de peso si es necesario. Haga tres series de 8-12 repeticiones.

4. **Vuelos posteriores con mancuernas:**

   Comience colocando los pies separados aproximadamente al ancho de la cadera y doble ligeramente las caderas mientras aprieta el core. Tenga sus brazos sosteniendo las mancuernas ligeramente delante de sus rodillas. Mientras se inclina ligeramente, abra los brazos hacia los lados lo más alto posible, apretando los omóplatos. No balancee los brazos, use la espalda y el core para levantar. Libere. Haga tres series de 8-12 repeticiones.

5. **Abdominales básicos:**

   Comience recostándose boca arriba con los pies en el suelo y las rodillas ligeramente flexionadas. Presione sus dedos ligeramente en la base de su cráneo para sostener su cabeza. Involucre su core para levantar la parte superior de su cuerpo tanto como sea posible y nunca deje de apretar su core. Haga una transición al siguiente ejercicio después de hacerlo durante 15 segundos.

6. **Abdominales bicicleta:**

   Permanezca en la posición de abdominales con la espalda en el piso. Extienda sus pies justo por encima del piso, antes de levantar una de sus rodillas hacia su cuerpo y levantarla ligeramente para tocarla con el codo opuesto. Mantenga su core enganchado mientras empuja su pie hacia atrás y levanta la otra rodilla para tocarla con el otro codo. Mantenga la parte superior del cuerpo levantada y gire para que el codo se encuentre con la rodilla opuesta. Repita por 15 segundos.

7. **Extensión de piernas:**

Acuéstese boca abajo con los brazos y las piernas extendidos. Levante los brazos y las piernas mientras trabaja con su core. Deje caer la pierna izquierda y el brazo derecho hacia abajo, luego levántelos mientras deja caer la pierna derecha y el brazo izquierdo hacia abajo. Alterne los lados como si estuviera nadando. No deje caer sus brazos o piernas por completo. Repita por 60 segundos.

8. **Plancha:**

Póngase en una posición de flexión con las manos y los pies separados a la altura de los hombros. Con sus muñecas directamente debajo de sus hombros, enganche su core y sostenga durante 30 segundos.

Capítulo 3: Músculos isquiotibiales, Cuádriceps femoral, y Pantorrillas

Calentamiento

1. **Balanceo de Pierna:**

   Comience parándose en posición vertical. Tome una pierna y muévala de un lado a otro. Mantenga su core ocupado mientras mantiene una pierna recta sin mover la parte superior del cuerpo. Repita 20 veces con cada pierna. Después de completar ambas piernas, cambie a un movimiento de lado a lado con la pierna opuesta frente a la pierna que está estacionada. Repita por 20 segundos en cada pierna.

2. **Caminando tipo Frankenstein:**

   Patea una pierna recta frente a ti y extiende el brazo opuesto para tocar su espinilla mientras camina lentamente hacia adelante. Repita 20 veces en total.

3. **Estiramiento de cuádriceps:**

   Párese sobre una pierna mientras tira de la pierna opuesta para alcanzar sus glúteos y estírese lo más que pueda. Alterne cada pierna 20 veces

Rutina de ejercicio

1. **Sentadillas con mancuerna:**

   Sus pies deben estar separados al ancho de los hombros con los dedos apuntando ligeramente hacia afuera. Sostenga su mancuerna en la parte superior como una taza y deje que la parte inferior del peso cuelgue hacia abajo. Mantenga la espalda recta mientras baja sobre una silla invisible, asegurándose de hundirse en los talones. Una vez que sus muslos estén paralelos, apriete sus glúteos y piernas mientras levanta.

Repita por 45 segundos.

2. **Sentadillas con mancuernas a los lados:**

   Párese con los pies separados aproximadamente dos largos de puño, sosteniendo las mancuernas a los costados. Apunte sus dedos ligeramente hacia afuera. No levante las mancuernas con los brazos. Pase a una posición en cuclillas, baje mientras mantiene la espalda recta, cambiando el peso de los dedos de los pies a los talones. Mantenga el pecho lo más alto posible. Levante la espalda usando solo las piernas y pase el peso de nuevo a los dedos de los pies con el pecho ligeramente hinchado mientras se inclina hacia atrás. Repita por 45 segundos.

3. **Zancadas:**

   Coloque un taburete contra la pared y separe las piernas aproximadamente al ancho de la cadera, manteniendo los brazos a los lados sosteniendo mancuernas. Avance con un pie sobre el taburete, haciendo que su muslo y pantorrilla estén en un ángulo de 90 grados. Asegúrese de que su rodilla no pase el tobillo. A medida que cae en la posición de zancada, la rodilla trasera debe bajar ligeramente. Empuje nuevamente a la posición inicial. Repita 6-12 veces, luego repita en la pierna opuesta.

4. **Sentadillas en la pared:**

   Sostenga una pelota medicinal contra la pared con la espalda baja, con mancuernas en las manos. Párese con los pies a un paso de distancia y separados a la altura de las caderas, asegurándose de que los dedos de los pies estén delante de las rodillas. Con sus mancuernas colgando a los lados, baje la pared hasta que sus piernas formen un ángulo de 90 grados. Apriete las piernas y los glúteos para levantar el cuerpo, manteniendo las rodillas ligeramente flexionadas. Repita por 45 segundos.

5. **Peso muerto:**

Comience con los pies un poco más anchos que las caderas y sostenga una barra sin mancuernas sobre los muslos (siempre puede agregar peso más tarde) con las manos justo afuera de las caderas. Bloquee las piernas y baje **lentamente** la barra hacia los pies, manteniendo la espalda recta. Recuerde mantener su core flexionado, ya que esto protege su espalda. Mantenga la barra cerca de las piernas mientras baja. Levante hacia arriba con una espalda recta y haga que la barra tome el camino exacto hacia abajo. Repita tantas veces como pueda en forma perfecta.

6. **Sentadillas isométricas:**

Coloque la espalda contra una pared con los pies separados al ancho de las caderas y un paso adelante. Apile sus rodillas sobre sus tobillos mientras se pone en cuclillas. Asegúrese de que sus rodillas estén ligeramente detrás de sus dedos. Mantenga durante 60 segundos.

Capítulo 4: Cardio HIIT

Calentamiento

1. **Rotación de hombro y cabeza:**

   Asuma la posición inicial parándose alto con la espalda recta. Levante los hombros y gírelos hacia adelante para formar un círculo. Eso es una rotación de hombro. Para rotar la cabeza, incline suavemente la cabeza y el cuello hacia adelante, luego gire 360 grados suavemente sin forzar el cuello. Haga 15 repeticiones de cada una.

2. **Girar la parte superior del cuerpo:**

   Párese con los pies a cada lado del cuerpo, un poco más ancho que las caderas. Levante ambas manos, nivele el pecho, luego suelte los puños y gire el torso y las caderas hacia la izquierda junto con las manos. Haga una pausa y sostenga durante tres segundos. Luego regrese al principio. Gire a la izquierda, luego repita ocho veces.

3. **Círculos de cadera:**

   Comience de pie (los pies deben estar separados al ancho de los hombros) y descanse las manos sobre las caderas. Empuje las caderas hacia el frente y luego gire lentamente en sentido horario. Realice 5-10 rotaciones y luego cambie la dirección.

4. **Círculos de Rodilla:**

   Coloque los pies separados al ancho de los hombros y doble las rodillas ligeramente hacia adelante. Coloque las manos sobre las rodillas y mientras mantiene los pies en el suelo, gire las rodillas en el sentido de las agujas del reloj. Mantenga sus movimientos de cadera al mínimo. Haga 5-10 repeticiones en una dirección y luego cambia.

5. **Cículo con los brazos:**

Extienda sus brazos hacia los lados con los hombros hacia abajo. Gire sus brazos hacia adelante en pequeños círculos durante cinco repeticiones. Invierta la dirección durante cinco repeticiones. Repita todo el proceso en grandes círculos.

6. **Elevaciones de rodillas:**

Levante una rodilla lo más cerca posible de su pecho y sosténgala con sus manos. Mantenga esta posición durante tres segundos. Bajar el pie. Repita con la rodilla opuesta. Haga 10 repeticiones.

Rutina de ejercicio

1. **Sentadilla con salto de 180 grados:**

Comience con las piernas ligeramente más anchas que las caderas y los dedos de los pies apuntando hacia afuera. Comience en una posición baja en cuclillas, luego salte y gire 180 grados, luego aterrice suavemente en una posición en cuclillas. Invierta la dirección cada vez. Repita por 45 segundos.

2. **Rodillas altas:**

Apriete sus abdominales mientras corre rápidamente, levantando las rodillas lo más alto que pueda. Repita por 45 segundos.

3. **Jumping Jacks Locos:**

Apriete el core y extienda los brazos hacia los lados formando ángulos de 90 grados, con los dedos apuntando hacia arriba.

Levante la rodilla izquierda hacia un lado y hacia arriba, luego baje el codo izquierdo para tocar la rodilla izquierda. Simultáneamente, deje caer la rodilla izquierda mientras repita el movimiento en el otro lado. Repita por 45 segundos.

4. **Crisscross Pick-ups:**

Comience con los pies separados al ancho de los hombros, salte hacia abajo en una posición en cuclillas. A medida que trabaje ligeramente su core, toque el piso con la mano derecha. Salte en el aire y cruce las piernas, luego aterrice de nuevo en posición en cuclillas. Toque el piso con la mano izquierda. Repita por 45 segundos.

5. **Taloneo:**

Mantenga los pies separados al ancho de los hombros. Patee rápidamente su talón izquierdo hacia sus glúteos. A medida que baja el pie izquierdo, patee la pierna derecha hacia atrás al mismo tiempo. Repita por 45 segundos.

6. **Salto estrella:**

Comience colocando los pies aproximadamente al ancho de los hombros y manteniendo ambos brazos cerca del cuerpo. Póngase en cuclillas a mitad de camino alcanzando los dedos del pie derecho con la mano izquierda. Salte rápidamente y extienda sus brazos y piernas como una estrella de mar. Aterrice suavemente en una posición de media sentadilla, tocando los dedos del pie izquierdo con la mano derecha. Repita por 45 segundos.

7. **Plank Jacks:**

Comience en una posición de plancha con las muñecas debajo de los hombros y mantenga los pies juntos. Enganche su core mientras levanta los pies y luego vuelve a la posición inicial. Mantenga la espalda recta y la parte superior del cuerpo quieta. Repita por 45 segundos.

8. **Golpes con rodillas cruzadas:**

Comience en una posición de media sentadilla con los pies separados al ancho de los hombros. Mantenga sus hombros relajados y su core comprometido; Haga puños, luego golpee a la izquierda con la mano derecha. Repita golpeando a la derecha con la mano izquierda. Repita por 45 segundos.

Capítulo 5: Abdominales

Calentamiento

1. **Paso del oso:**

   Comience a cuatro patas con ambas manos directamente debajo de los hombros y las rodillas directamente debajo de las caderas. Usando los dedos de los pies, agarre el piso y levante las rodillas unos centímetros del piso. Avance moviendo simultáneamente la pierna izquierda y la mano derecha al mismo tiempo, luego la pierna derecha y la mano izquierda. Arrastrarse hacia adelante de esta manera 10 yardas, y luego hacia atrás 10 yardas

2. **Planchas Spiderman:**

   Comience en la posición de plancha con las manos debajo de los hombros. Levante su pie derecho y colóquelo fuera de su mano derecha. Mantenga durante 15 segundos, manteniendo la espalda recta y la rodilla delantera directamente sobre el tobillo. Después de eso, mantenga el equilibrio con el brazo izquierdo, levante la mano derecha hasta el techo, siguiendo su alcance con la mirada. Mantenga la posición durante 15 segundos, luego regrese a la posición inicial. Repita estos dos estiramientos en ambos lados de su cuerpo.

3. **Body Saw:**

   Póngase en una posición de plancha con los pies separados al ancho de la cadera, luego baje los codos, de modo que estén directamente debajo de los hombros. Mantenga su cuerpo y espalda rectos mientras se balancea hacia adelante y hacia atrás, manteniendo un core apretado. Haga 10 repeticiones.

4. **Plancha:**

   Póngase en una posición de plancha tradicional y mantenga la posición durante 10 segundos. Haga 3 repeticiones de 10.

Rutina de ejercicio

1. **Diamond Back:**

   Acuéstese boca abajo en el piso con sus glúteos apretados para que sus piernas se levanten del piso. Involucre su core y levante su pecho completamente del piso con sus brazos directamente frente a usted, hale un codo hacia su espalda, luego alterne los brazos mientras mantiene su pecho y piernas elevadas. Repita por 60 segundos.

2. **Tijeras con aplauso:**

   Acuéstese boca arriba mientras trabaja con su core y levante los omóplatos del piso. Levante la pierna derecha, Manténgala recta mientras aplaude con las manos detrás de la rodilla. Mantenga la espalda recta y el core apretado junto con los omóplatos levantados mientras repite en el otro lado. Repita por 60 segundos.

3. **Plancha lateral con levantamiento de rodilla:**

   Comience por ponerse en posición de plancha lateral con el antebrazo de lado, el codo directamente debajo del hombro y las piernas extendidas y rectas. Coloque sus pies uno encima del otro. La idea es que haga una línea recta con su cuerpo. Levante el codo superior en el aire, luego coloque la mano al nivel del pecho con la palma hacia los dedos de los pies. Levante la rodilla superior para golpear la palma de su mano y luego baje la espalda. Repita durante 60 segundos - 30 segundos en cada lado.

4. **Abdominales Sprint:**

Siéntese sobre su trasero con la espalda recta y una de sus piernas extendidas en el aire. Su otra pierna se acerca a su cuerpo, por lo que su rodilla está cerca de su torso. Alterne sus piernas mientras bombea sus brazos como si estuviera corriendo. Repita por 60 segundos.

5. **Abdominales en V:**

Comience de nuevo con las piernas levantadas en un ángulo de 30-45 grados. Mantenga el torso levantado y la espalda recta como si estuviera haciendo una "V" con su cuerpo. Involucre su core, haga puños, luego golpee ligeramente su abdomen como si fuera un tambor, alternando sus manos. Repita por 60 segundos.

6. **Plancha pike con saltos:**

Comience en una posición de plancha alta con los pies ligeramente separados. Salte con los pies hacia las manos y con la espalda recta, el centro apretado y el trasero hacia el techo. Mantenga presionado por una repetición, luego vuelva a la posición de plancha para otra repetición. Repita por sesenta segundos.

7. **Planchas alternadas:**

Comience en una posición de plancha alta, luego extienda su brazo izquierdo por delante de usted y su pierna derecha detrás de usted, ligeramente más arriba que su columna vertebral. Mantenga presionado por una repetición y luego cambie el brazo y la pierna. Repita por 60 segundos.

Capítulo 6: Oblícuos

Calentamiento

1. **Paso del oso:**

   Comience a cuatro patas con ambas manos directamente debajo de los hombros y las rodillas directamente debajo de las caderas. Usando los dedos de los pies, agarre el piso y levante las rodillas unos centímetros del piso. Avance moviendo simultáneamente la pierna izquierda y la mano derecha al mismo tiempo, luego la pierna derecha y la mano izquierda. Arrástrese hacia adelante de esta manera 10 yardas, y luego hacia atrás 10 yardas.

2. **Planchas Spiderman:**

   Comience en la posición de plancha con las manos debajo de los hombros. Levanta su pie derecho y colóquelo fuera de su mano derecha. Mantenga durante 15 segundos, manteniendo la espalda recta y la rodilla delantera directamente sobre el tobillo. Después de eso, mantenga el equilibrio con el brazo izquierdo, levante la mano derecha hasta el techo, siguiendo su alcance con la mirada. Mantenga la posición durante 15 segundos, luego regrese a la posición inicial. Repita estos dos estiramientos en ambos lados de su cuerpo.

3. **Body Saw:**

   Póngase en una posición de plancha con los pies separados al ancho de la cadera, luego baje los codos, de modo que estén directamente debajo de los hombros. Mantenga su cuerpo y espalda rectos mientras se balancea hacia adelante y hacia atrás, manteniendo una tensión. Haga 10 repeticiones.

4. **Plancha:**

Póngase en una posición de plancha tradicional y mantenga la posición durante 10 segundos. Haga 3 repeticiones de 10.

Rutina de ejercicio

1. **Leñador con cable:**

Párese con los pies separados al ancho de las caderas y sostenga una mancuerna de costado con ambas manos en diagonal sobre su hombro derecho, colocando su peso sobre su pie derecho. Gire hacia la cadera derecha mientras hace un movimiento de corte hacia abajo pasando la cadera izquierda. Regrese a su posición inicial. Haga esto durante 20 repeticiones en cada lado de su cuerpo.

2. **Giro Ruso:**

Siéntese bien alto con los pies apoyados en el suelo y las rodillas dobladas. Inclínese ligeramente hacia atrás mientras mantiene la espalda recta. Con una mancuerna, sosténgala en el exterior del peso, cruce los tobillos y luego levante los pies del suelo. Gire continuamente de izquierda a derecha tocando el peso con el suelo mientras gira de lado a lado. Repita por 45 segundos.

3. **Planchas laterals elevadas:**

Asumir una posición de plancha lateral. Coloque su mano libre en su cadera. Levanta la parte inferior del cuerpo para formar una línea recta. Baje la cadera al piso e inmediatamente vuélvala a subir una vez. Repita por 20 segundos en cada lado.

4. **Abdominales de bicicleta:**

Asuma la posición de abdominales con la espalda en el suelo. Extienda ambos pies justo por encima del piso, antes de llevar una de las rodillas hacia el cuerpo y levantarlo ligeramente para tocarlo con el codo opuesto. Mantenga su core enganchado mientras empuja su pie hacia atrás y levanta la otra rodilla para tocarla con el otro codo. Mantenga una parte superior del cuerpo elevada y gire para que su codo se encuentre con el codo opuesto. Repita por 15 segundos.

Capítulo 7: Muslos internos y externos

Calentamiento

1. **Balanceo de Pierna:**

   Comience parándose en posición vertical. Tome una pierna y muévala de un lado a otro. Mantenga su core ocupado mientras mantiene una pierna recta sin mover la parte superior del cuerpo. Repita 20 veces con cada pierna. Después de completar ambas piernas, cambie a un movimiento de lado a lado con la pierna opuesta frente a la pierna que está estacionada. Repita por 20 segundos en cada pierna.

2. **Caminando tipo Frankenstein:**

   Patee una pierna recta frente a usted y extienda el brazo opuesto para tocar su espinilla mientras camina lentamente hacia adelante. Repita 20 veces en total.

3. **Estiramiento de cuádriceps:**

   Párese sobre una pierna mientras tira de la pierna opuesta para alcanzar sus glúteos y estírese lo más que pueda. Alterne cada pierna 20 veces.

Rutina de ejercicio

1. **Sentadilla de sumo:**

   Ponga sus pies en una postura ancha y rechoncha. Lleve sus manos al nivel de su corazón y presione sus palmas juntas. Sus caderas deben estar alineadas con sus hombros. Involucre a su core, luego salte y aterrice en una posición en cuclillas; Asegúrese de que sus rodillas estén por encima de sus tobillos. Repita por 45 segundos.

2. **Sentadillas con mancuernas:**

   Coloque sus pies más anchos que sus caderas. Mantenga una mancuerna en cada mano a la altura de los hombros con las manos una frente a la otra. Sus brazos deben colgar directamente debajo de cada hombro. Involucre a su core para ayudar a mantener la espalda recta y protegida. Póngase en cuclillas mientras sus rodillas permanecen por encima de sus tobillos. Vuelva a la posición inicial. Haga tres repeticiones durante 30 segundos cada una.

3. **Planchas elevadas:**

   Póngase en una posición de plancha alta y levante una pierna paralela al suelo y sostenga durante 45 segundos. Complete dos repeticiones en ambos lados.

4. **Sentadillas con pasos laterales:**

   Comience con los pies separados al ancho de las caderas. Baje hasta la mitad de la posición en cuclillas, luego avance lo más a la izquierda posible con el pie izquierdo, luego suba el pie derecho para volver a la posición inicial. Repita por 30 segundos en cada lado.

5. **Elevación de pierna lateral para muslos externos:**

   Acuéstese sobre su lado derecho con su mano derecha apoyando su cabeza. Mantenga sus caderas apiladas una encima de la otra. Levante la pierna superior y rebótelo alrededor de 10 pulgadas. No deje que su pierna caiga o se doble. Cambie de lado. Haga tres repeticiones durante 30 segundos.

Capítulo 8: Glúteos

Calentamiento

Referencia Capítulo Tres

Rutina de ejercicio

1. **Sentadillas con Rebote:**

   Párate en una posición en cuclillas, luego caiga en una posición en cuclillas baja. Comience a rebotar sus glúteos hacia arriba y hacia abajo durante 45 segundos.

2. **Zancadas:**

   Coloque las manos en las caderas mientras está de pie erguido. Dé un paso adelante con un pie de unos tres pies de distancia, deje caer ambas rodillas y dóblelas a 90 grados manteniendo los hombros alineados con las caderas. Repita por 30 segundos en cada lado.

3. **Sentadillas:**

   Comience por ponerse en una posición de sentadilla ancha y luego caiga en una posición en cuclillas baja. Apriete sus glúteos mientras lo hace. Repita por 45 segundos.

4. **Plancha con patada:**

   Póngase en una posición de plancha con las rodillas bajadas hacia el piso. Levante una pierna hacia arriba y rebótela lo más alto que pueda. Repita en cada lado durante 45 segundos.

Capítulo 9: Espalda

Calentamiento

Referencia Capítulo 2.

Rutina de ejercicio

1. **Flexiones elevadas:**

   Coloque las manos de par en par en el piso con ambos pies elevados en un banco o sofá. Mientras mira hacia abajo y mantiene la espalda recta, haga una flexión. Haga tres repeticiones de 20 segundos cada una.

2. **Extensión de piernas:**

   Acuéstese boca abajo con las manos y los pies extendidos. Apriete su core, luego levante un brazo junto con la pierna opuesta. Desplácese y alterne continuamente durante 45 segundos.

3. **Abdominales invertidos:**

   Acuéstese en el piso boca abajo, coloque las manos en la base del cráneo mientras aprieta los músculos de la espalda. Levante el peso del piso, luego baje la espalda hacia abajo para una repetición. Repita por 45 segundos.

4. **Vuelos posteriors con mancuernas:**

   Comience colocando los pies separados aproximadamente al ancho de la cadera y doble ligeramente las caderas mientras aprieta el core. Tenga sus brazos sosteniendo mancuernas ligeramente delante de sus rodillas. Mientras se inclinas ligeramente, abra los brazos hacia los lados lo más alto posible, apretando los omóplatos. No balancee los brazos, use la espalda y el core para levantar. Libere lentamente los brazos y no deje de tocar sus abdominales. Haga tres series de 8-12 repeticiones.

Capítulo 10: Nutrición y Fitness van de la mano

¿Alguna vez se ha preguntado por qué entrenar constantemente nunca parece darle los resultados que necesita? Lo más probable es que se deba a su dieta. La incorporación de la mejor dieta a su vida, fomenta la reducción de la grasa corporal, el aumento de la energía, la pérdida de peso adicional y la protección contra las enfermedades. Los alimentos densos en nutrientes son el aspecto más importante de la aptitud física. Los estudios han demostrado que no comer antes de hacer ejercicio le ayudará a quemar un 20% más de grasa que si comiera antes. Comer comidas ricas en proteínas después de una rutina de ejercicio es crucial para el proceso de reparación y desarrollo muscular.

Perder peso es solo un 20% de ejercicio, el otro 80% es hacer dieta. Lo que come importa en términos de peso. Reduzca su consumo de azúcar al reducir su consumo de refrescos y golosinas azucaradas procesadas. Beba mucha agua antes, durante y después de una rutina de ejercicio. Cuando anhele algo dulce, opte por una fruta. En lugar de comer tres comidas grandes al día, cambie a comer 6 o 7 comidas pequeñas. Para aumentar su metabolismo, lo mejor es una Rutina de ejercicio justo después de despertarse, además comenzará a tener más energía durante el día. Siempre desayune, siempre. Esto le brinda el combustible que necesita para comenzar el día y lo mantiene alerta. Incorpore carbohidratos complejos junto con proteínas a primera hora de la mañana, esto ayudará a regular su azúcar en la sangre y le dará combustible durante horas sin un choque.

Si está tratando de desarrollar músculos, debe comer antes y después de una rutina de ejercicio. Coma carbohidratos con un poco de proteína y luego, después de hacer ejercicio, coma muchas proteínas. Por cada libra que pese, debes consumir 0,7 gramos de proteína todos los días. La proteína es el nutriente más fácilmente disponible en el planeta, y existen innumerables fuentes además de la carne y los lácteos: nueces, mantequilla de nueces, frijoles, legumbres, granos enteros, leche de nueces, yogur, soja, quinoa, la mayoría de los vegetales. También deberá limitar su consumo de grasas saturadas y grasas trans, como dulces y alimentos fritos.

Coma sano y coma a menudo. Beba abundante agua. La razón por la cual los carbohidratos complejos son una gran combinación es que los carbohidratos le dan a su cuerpo energía y proteínas que ayudan a desarrollar los músculos, la piel y el cabello. Ambos son necesarios para un metabolismo más rápido y para desarrollar músculo. Cuando desee perder peso y ganar músculo, y/o adelgazar: combinar el equilibrio perfecto de nutrición con cardio, entrenamiento con mancuernas y días de descanso lo ayudará a lograr el cuerpo perfecto con el que siempre ha soñado.

Capítulo 11: Top SIETE de deliciosas recetas a base de plantas ENVASADAS con proteínas

1. Batido de plátano para el desayuno

Ingredientes:

- Plátano (1, congelado y en rodajas)
- Leche de soja (1 taza, sin azúcar)
- Semillas de cáñamo (2 cucharadas)
- Semillas de Chía(1 cucharada)
- Maca en polvo (1 cucharada)
- Proteína en polvo (1 cucharada, preferiblemente vegana)
- Mantequilla de maní (2 cucharadas)

Preparación:

Coloque todos los ingredientes en una licuadora y mezcle a temperatura alta hasta que la consistencia sea completamente suave.

2. Revuelto de tofu

Ingredientes:

- Aceite de oliva (1 cucharadita, virgen extra)
- Cebollas (0.25 taza, picadas)
- Pimientos (1 taza, rojo y verde)
- Espinacas (1 taza)
- Tofu (13 onzas)
- Pizca de sal
- Pizca de pimiento

Preparación:

Caliente el aceite de oliva en una sartén hasta que esté caliente. Agregue cebollas y pimientos. Saltee hasta que esté suave y marrón. Agregue tofu, espinacas, sal y pimienta. Saltee por un rato más a fuego medio. ¡A Disfrutar!

3. Ensalada de garbanzos y pimientos rojos

Ingredientes:

- ☒ Garbanzos (2 latas de 15 onzas, sin sal agregada, escurridas y enjuagadas)
- ☒ Pimientos (3 rojos, finamente picados)
- ☒ Cilantro (puñado, picado)
- ☒ Perejil (1 taza, picado)
- ☒ Ajo (3 dientes, picados)
- ☒ Aceite de oliva (1 cucharada, virgen extra)
- ☒ Jugo de limón (2 cucharadas)
- ☒ Pizca de sal
- ☒ Pizca de pimienta
- ☒ Pitas de trigo integral

Preparación:

Mezcle todos los ingredientes en un tazón grande y refrigere durante al menos dos horas, dejando que todos los sabores se unan. Después de que la mezcla se enfríe, agréguela a una pita.

4. Tazón de quinoa del suroeste

Ingredientes:

- ☒ Quinoa (0.5 taza, preparada)
- ☒ Frijoles negros (0.5 taza preparada)
- ☒ Tofu extra firme (6 onzas)
- ☒ Espinacas o col rizada (2 onzas)
- ☒ Pimientos (0.5 taza, picados)
- ☒ Tomate (1 pequeño, cortado en cubitos)
- ☒ Cilantro con cebolla verde (0.25 taza, picada)
- ☒ Jugo de lima
- ☒ Pizca de sal
- ☒ Pizca de pimiento

Preparación:

Agregue los frijoles y la quinoa, junto con los vegetales en un tazón. Mezcle con sal, pimienta y jugo de lima.

5. Sándwich de mantequilla de almendras y plátano

Ingredientes:

- Plátano (1 muy maduro, en rodajas)
- Mantequilla de almendras (2 cucharadas)
- Semillas de chía (1 cucharada)
- Pan integral (2 rebanadas)

Preparación:

Unte la mantequilla de almendras sobre el pan. Agregue las semillas de plátano y chía.

6. Quesadillas de mantequilla de almendras y granada

Ingredientes:

- Semilla de granada (0.33 taza)
- Plátano (1 grande, en rodajas)
- Mantequilla de almendras (1 cucharada)
- Tortillas de trigo integral (2 grandes)
- Canela (0.5 cucharadita)

Preparación:

1. Precaliente una sartén grande a fuego medio-alto. Rociar con aceite de coco.
2. Prepare las quesadillas, unte 3 cucharadas de mantequilla de almendras en cada tortilla. Deje 1 pulgada del borde.
3. Una cáscara de tortilla tendrá el plátano en rodajas, las semillas de granada y la canela.
4. Doble por la mitad.
5. Cocine en la sartén por aproximadamente 3 minutos, o hasta que cada lado esté dorado.

7. Enchiladas de frijoles negros

Ingredientes:

- Tortillas (10-12)
- Comino (1 cucharadita)
- Cilantro (0.5 taza, picado)
- Cebollas verdes (4-5, en rodajas)
- Maíz (1.5 tazas, congelado o fresco)
- Frijoles Negros (1 lata de 15 onzas, enjuagada y escurrida)
- Aguacates (2 pequeños o medianos)
- Quinoa (0.5 taza, sin cocinar)

Para la salsa:

- Caldo de verduras (3 tazas)
- Chile en polvo (0.25 cucharadita)
- Cebolla en polvo (0.25 cucharadita)
- Ajo en polvo (0.25 cucharadita)
- Pimentón (0.5 cucharadita)
- Comino (2 cucharaditas)
- Aceite de oliva (2 cucharadas)
- Harina para todo uso (0.25 taza)
- Pasta de tomate (0.25 taza)

Preparación:

1. Enjuague, luego cocine la quinoa de acuerdo con las instrucciones en el paquete; usando 1 taza de agua.
2. Prepare la salsa de enchilada: combine la harina y las especias. Luego calienta el aceite de oliva a fuego medio en una sartén.
3. Una vez calentado, agregue la pasta de tomate y la combinación de harina y especias.

4. Cocine por 1 minuto mientras bate. Luego agregue el caldo, luego hierva. Reduzca el fuego a lento. Continúa batiendo por otro minuto o dos.
5. Pique el aguacate y la cebolla verde.
6. En un tazón, combine los frijoles, cebollas, maíz, comino. Agregue la quinoa cocida y revuelva. Luego agregue el aguacate.
7. Precaliente el horno a 375 grados Fahrenheit. Cubra ligeramente una fuente para hornear, cubra el fondo con una pequeña cantidad de salsa.
8. Distribuya la mezcla de frijoles en el medio de cada tortilla. Enróllelas y luego coloque la costura hacia abajo en el plato.
9. Vierta el resto de la salsa sobre las enchiladas.
10. Hornee por 25 minutos

Conclusión

Gracias por llegar hasta el final de Nutrición y Fitness, esperamos que haya sido informativo y capaz de proporcionarle todas las herramientas que necesita para alcanzar sus objetivos, sean cuales sean.

¡El siguiente paso es comenzar a hacer ejercicio!

El entrenamiento completo del peso corporal En Español/ Complete body weight training In Spanish

Cómo usar la calistenia para estar en forma y más fuerte.

Introducción.

Felicitaciones por descargar este libro y gracias por hacerlo.

¿Qué le ha estado frenando para lograr sus objetivos de estar en buena forma? ¿Es la complicación de los diversos equipos de gimnasio? ¿Porque las membresías en el gimnasio le cuestan más de lo que debería gastar (especialmente si apenas tiene tiempo para ir al gimnasio)? ¿O es la falta de una orientación adecuada lo que le asegura que está en el camino correcto y que trabaja sus músculos como debería?

Cualquier sea la razón, ahora hay una respuesta y una forma de lograr el físico que aspira desarrollar a través de ejercicios de entrenamiento con pesas.

El entrenamiento con peso corporal es exactamente eso: usar su propio cuerpo para entrenar y ponerse en forma. Sí, porque ponerse en forma no tiene que implicar mucha maquinaria complicada o un costo excesivo. ¿Por qué? Porque su cuerpo es una máquina poderosa por sí misma, que sólo está esperando ser utilizada al máximo. No necesita varios equipos para obtener los resultados que desea, todo lo que necesita hacer es capacitarse de la manera correcta y este libro, aquí mismo, es donde comienza a hacer esos cambios.

En los siguientes capítulos, comenzará a descubrir cómo aumentar efectivamente la fuerza total de su cuerpo sin la necesidad de pesas libres, máquinas de ejercicios o incluso una membresía en un gimnasio. Así es, todo lo que necesitará es la fuerza de su propio cuerpo, la determinación de cumplir con estos ejercicios de entrenamiento de peso corporal y seguir esta guía completa y fácil para los entrenamientos de peso corporal más efectivos que marcarán la diferencia.

Los ejercicios de entrenamiento con peso corporal son lo mejor para su cuerpo porque es algo que todos, en cualquier nivel de condición física pueden hacer. Esto se debe a que uno de los beneficios significativos de estos ejercicios es que pueden adaptarse y modificarse a su cuerpo y a su nivel de condición física, simple pero desafiante al mismo tiempo.

Hay muchos libros sobre este tema en el mercado, ¡gracias de nuevo por elegir éste! Se hizo todo lo posible para garantizar que esté lleno de tanta información útil como sea posible, ¡por favor, disfrute!

Capítulo 1: ¿Por qué el entrenamiento con pesas?

¿Alguna vez ha entrenado peso corporal antes? Si no lo ha hecho, es hora de que comience.

¿Por qué?

Porque el entrenamiento de peso corporal es excelente.

Contrariamente a la creencia popular, no hay necesidad de ir al gimnasio, siete días a la semana durante una hora o más para obtener resultados visibles. No es necesario esforzarse hasta el agotamiento, tratando de utilizar todas esas máquinas, pesas y bolas de caldera para ver una diferencia real.

No cuando todo lo que necesita es la fuerza y el poder de su propio cuerpo. El entrenamiento con pesas es un elemento clave del desarrollo físico que a menudo se subestima porque no parece que sea lo suficientemente efectivo como para obtener los resultados deseados. Pero ahí es donde se equivoca porque los ejercicios de entrenamiento con peso corporal son efectivos. Super efectivo.

Si necesita más convencimiento sobre por qué debería comenzar a aprovechar el poder del entrenamiento con peso corporal, aquí hay una lista de lo que esta forma de entrenamiento y ejercicio puede hacer por usted:

● **Cardio y fuerza todo en uno:** si tiene poco tiempo (como muchos de nosotros a menudo tenemos), entonces los ejercicios de peso corporal serán los mejores entrenamientos para forzar en una sesión de quema de calorías. Algunos ejercicios de entrenamiento de peso corporal combinan cardio y fuerza en uno, lo que mantiene a su corazón bombeando, quema la grasa mientras desarrolla fuerza y definición muscular al mismo tiempo.

• **Transiciones fáciles:** dado que el entrenamiento con peso corporal no utilizará ningún equipo, será fácil realizar una transición rápida de un conjunto de ejercicios al siguiente. El tiempo de descanso más corto que tiene entre series depende de cómo acelera rápidamente su frecuencia cardíaca para comenzar a quemar una cantidad importante de calorías, más de lo que normalmente haría.

• **Flexibilidad mejorada:** el entrenamiento con peso corporal lo obligará a utilizar casi todos los músculos de su cuerpo, a veces empujándolo a usar su rango completo de movimiento para que sus articulaciones se muevan libremente. Esto es genial para aflojar todos los músculos que se han tensado por falta de uso y aumentar la movilidad en sus articulaciones que luego ayuda a mejorar su flexibilidad general.

• **Evita el Aburrimiento** - Hacer repetidamente los mismos movimientos de siempre y usar el mismo equipo en el gimnasio o en casa puede volverse tedioso rápidamente. Y el aburrimiento es lo único que se desea evitar ya que puede ser muy rápidamente un desmotivante, por lo que el entrenamiento con pesas es el cambio refrescante en su rutina que necesita tan desesperadamente sin siquiera saberlo. Con los ejercicios de calistenia, hay varias formas, ejercicios y maniobras que puede hacer que agregue variedad a su rutina. No solo evita que se estanque, sino que es excelente, mientras eleva sus niveles de condición física, un paso más cada vez.

• **Es gratis**- suficiente dijo. ¿Por qué pagar por algo en el gimnasio que puede hacer fácilmente en casa gratis?

• **Riesgo mínimo de lesiones**: los ejercicios de entrenamiento con peso corporal son generalmente seguros para cualquier persona en todos los niveles de condición física porque realizar estos ejercicios lo obligará a estar consciente de su cuerpo y cuando esté presionando demasiado, necesita bajar un nivel. Al ser más consciente de su cuerpo, minimiza sus posibilidades de riesgo de lesiones en lugar de realizar los movimientos sin pensar y sin concentrarse en ello, lo que es probable que ocurra al depender de máquinas y equipos.

• **Aumenta sus niveles de fuerza**: estar en forma y físicamente fuerte no se trata solo de cuánto peso con mancuernas puede levantar, sino también de cuán fuertes son sus músculos, tendones y articulaciones. Los ejercicios de entrenamiento con peso corporal son la solución perfecta para trabajar y entrenar sus articulaciones de la manera en que se supone que su cuerpo debe estar trabajando. La calistenia, por ejemplo, es una excelente manera de ayudarlo a desarrollar su fuerza, y debido a que el entrenamiento con pesas le enseña a todo su cuerpo a aprender a trabajar en conjunto, lo fortalece desde adentro.

Capítulo 2: Entrenamientos de la parte superior del cuerpo.

Los ejercicios de peso corporal están diseñados para aumentar la fuerza y la flexibilidad mientras le ayudan a desarrollar músculo y a mejorar sus niveles generales de condición física. ¿La mejor parte de estos ejercicios? ¡Puede hacerlo fácilmente en casa o en cualquier lugar donde tenga espacio y privacidad para hacerlo!

Entrenamiento de peso corporal superior 1 - Alpinistas

Este movimiento es un ejercicio de cuerpo completo que trabaja los hombros, la parte superior de los brazos, y los tríceps al tiempo que aumenta la fuerza y la flexibilidad.

Paso 1: bájese al suelo, apoyándose en sus brazos y piernas. Sus piernas deben estirarse detrás de usted, los dedos de los pies plantados firmemente en el suelo.

Paso 2: Comience doblando la rodilla para colocar el pie derecho directamente debajo del pecho, manteniendo la otra pierna extendida. Puede comenzar con su pie izquierdo si lo prefiere, cualquiera está bien.

Paso 3: Con las manos plantadas firmemente en el suelo (directamente debajo de los hombros), mantenga apretado el core de su cuerpo y cambie de pierna.

Paso 4: Acelere esto y mueva sus piernas lo más rápido que pueda, agregando un salto entre cada cambio.

Repita este movimiento 16 veces (2 series de 8 repeticiones). A medida que se fortalezca, aumenta el número de repeticiones y su velocidad. Para variar, en lugar de doblar la rodilla directamente debajo de usted, acercándola a su cuerpo casi como si tratara de empujar esa rodilla hacia el codo del brazo opuesto. Esto quema los músculos oblicuos.

Entrenamiento de la parte superior del peso corporal 2 – Flexiones Pilométricas

Suba su nivel de flexión regular aumentando la intensidad (tenga en cuenta que ya debería poder realizar una flexión regular en sus manos y dedos de los pies para poder completar este movimiento).

Paso 1: Use una colchoneta de ejercicios para este movimiento y colóquese en una posición de plancha. Sus brazos deben estar rectos con las palmas presionadas contra la colchoneta, directamente debajo de los hombros mientras sostiene la parte superior del cuerpo. Sus piernas están estiradas detrás de usted, balanceándose sobre los dedos de sus pies.

Paso 2: Baje su cuerpo, flexione, con los codos doblados, el pecho lo más bajo posible hasta el suelo sin perder forma en el resto de su cuerpo.

Paso 3: Ahora, en lugar de simplemente empujarse hacia arriba al comienzo de la posición de flexión, hágalo empujando con la fuerza suficiente para que pueda levantar ambas palmas ligeramente del suelo antes de aterrizar nuevamente.

Paso 4: Acelere esto y fortalezca el movimiento.

Repita este movimiento 16 veces (2 series de 8 repeticiones). A medida que se fortalezca, aumente el número de repeticiones y su velocidad. Trate de subir más con cada movimiento también. Este movimiento es intenso, así que asegúrese de haber dominado la flexión básica antes de intentar esta variación.

Entrenamiento de peso corporal superior 3 - Burpees.

Sentirá la sensación de calor en sus brazos, glúteos, en las piernas y abdominales, incluso en su pecho con este movimiento.

Paso 1: Comience en una posición baja en cuclillas, colocando las palmas frente a usted, presionadas contra el piso o la colchoneta. Debe ponerse en cuclillas con las rodillas cerca de la mano, a ambos lados de las palmas.

Paso 2: lleve los pies hacia atrás, uno a la vez, en una posición de flexión.

Paso 3: Salte de nuevo a la posición que estaba en el paso 1, póngase de pie, levantando los brazos por encima de la cabeza.

Paso 4: Repita el paso 2, excepto que esta vez, salte con ambos pies juntos de nuevo en un salto continuo.

Repita este movimiento 16 veces (2 series de 8 repeticiones). A medida que se fortalezca, aumente el número de repeticiones y su velocidad. Aumente intensidad al entrenamiento agregando un salto alto en lugar de permanecer parado.

Entrenamiento de peso corporal superior 4– The Superman.

Paso 1: Comience acostado boca abajo sobre una colchoneta. Su cara debe mirar hacia abajo a su colchoneta de ejercicios durante este movimiento. Asegúrese de que su cuello permanezca en una posición neutral durante todo el movimiento.

Paso 2: Luego, extienda los brazos hacia arriba, de modo que ambos brazos estén justo al lado de las orejas y por encima de la cabeza. Sus piernas deben permanecer extendidas detrás de usted y su cuello continúa en una posición neutral.

Paso 3: No bloquee las piernas y los brazos, manténgalos neutrales junto con el cuello. Ahora, mientras mantiene su torso quieto (no lo mueva en absoluto), levante simultáneamente ambos brazos y piernas en un movimiento hacia arriba como si estuviera tratando de doblar su cuerpo casi en la forma de la letra U. Su espalda se arqueará mientras intenta levantar sus brazos y piernas varias pulgadas del piso.

Paso 4: Mantenga esta posición durante 5 segundos antes de bajar lentamente hacia el suelo.

Repita este movimiento 24 veces (3 series de 8 repeticiones). Al levantar los brazos y las piernas, inhale profundamente y luego exhale cuando los vuelva a bajar al suelo.

Entrenamiento de la parte superior del peso corporal 5: el golpecito del hombro y la plancha.

El movimiento lleva el entrenamiento de peso corporal de la plancha normal a un nivel superior y apunta a los hombros, brazos, muñecas y músculos centrales al mismo tiempo.

Paso 1: Comience en una posición de plancha completa, con las palmas presionadas contra el suelo y sobre los dedos de los pies.

Mantenga apretado el abdomen, pero no arquee la espalda, solo arrastre su núcleo hacia usted, para que no se caiga hacia el suelo.

Paso 2: Con el núcleo firmemente halado y el equilibrio sobre los dedos de los pies, levante la mano derecha y toque ligeramente el hombro izquierdo con la punta de los dedos (con un movimiento rápido de golpe) antes de volver a colocarlo en la posición inicial original. El resto de su cuerpo debe permanecer estable durante este movimiento, manteniendo sus piernas más separadas si necesita mantener el equilibrio.

Paso 3: repita esta movimiento con la mano izquierda. Alterne entre ambos brazos durante todo el movimiento, manteniendo el equilibrio estable para que no se balancee de lado a lado mientras golpea los hombros.

Repita este movimiento 24 veces (3 series de 8 repeticiones). A medida que se fortalezca en el movimiento, acerque cada vez más los pies hasta que finalmente pueda completar este movimiento con ambos pies uno al lado del otro. Cuanto más cerca estén sus pies, más difícil será mantener el equilibrio.

Entrenamiento de la parte superior del peso corporal 6: Plank and Jacks.

Este movimiento es un giro que combina planchas y saltos.

Paso 1: use una colchoneta de ejercicios para ayudarlo a medir qué tan lejos y ancho debe saltar con los pies. Comience bajando a una posición de plancha. Sus hombros deben estar directamente sobre sus muñecas para este movimiento.

Paso 2: Su cuerpo ahora debe estar en línea recta, con los pies uno al lado del otro, los dedos presionados contra la colchoneta. Ahora, al igual que lo haría en un salto de pie, salte con ambos pies hacia un lado y luego salte hacia atrás para acercar ambos pies una vez más.

Repita este movimiento 30 veces (3 series de 10 repeticiones). A medida que se fortalezca en el movimiento, aumente el número de repeticiones y series que realiza. Para mayor intensidad y para entrenar a sus oblicuos, salte con ambos pies (mantenlos juntos) hacia el lado izquierdo de su cuerpo, salte de nuevo a la posición de inicio y luego salte con ambos pies hacia el lado derecho del cuerpo. Sus pies deben permanecer juntos durante todo el movimiento.

Entrenamiento de la parte superior del peso del cuerpo 7– Plancha Lateral.

Se sabe que las planchas son uno de esos movimientos increíbles que trabajan simultáneamente en dos partes del cuerpo, el core y la fuerza de la parte superior del cuerpo dependerá en gran medida de ello para mantenerlo equilibrado durante este movimiento.

Paso 1: Comience este movimiento acostado de lado sobre la colchoneta. Su codo derecho debe colocarse directamente debajo de su hombro derecho. Mantenga su brazo izquierdo levantado por encima de usted, con la punta de los dedos apuntando hacia el techo para este movimiento.

Paso 2: Apriete su core halándolo con fuerza mientras levanta su cuerpo de la colchoneta presionando su codo derecho contra el piso. Usted no está balanceando su codo y los costados de sus pies. Mantenga un pie delante del otro si necesita ayuda para equilibrarse.

Paso 3: Mantenga la posición de la plancha durante 30 segundos, o 60 segundos si puede, antes de bajar y repetir el movimiento.

Paso 4: para elevarlo un poco, una vez que esté en una posición de plancha y balanceándose sobre los codos y los costados de los pies, baje la pelvis lentamente hacia el piso hasta que casi toque la colchoneta, antes de volver a levantar la posición de salida.

Repita este movimiento 12 veces en cada lado (2 series de 6 repeticiones por lado). A medida que se fortalezca en el movimiento, aumente el número de repeticiones y series que realiza. Para mayor intensidad y para entrenar sus oblicuos, salte con ambos pies (manténgalos juntos) hacia el lado izquierdo de su cuerpo, salte de nuevo a la posición de inicio y luego salte con ambos pies hacia el lado derecho del cuerpo. Sus pies deben permanecer juntos durante todo el movimiento.

Entrenamiento de peso corporal superior 8– Círculos del brazo.

Los círculos de los brazos son un movimiento maravillosamente dinámico que aumentará la movilidad en las articulaciones de los hombros, la parte posterior de los brazos, los bíceps y los tríceps.

Paso 1: Párese, los pies no más abiertos que el ancho de la cadera, los hombros hacia atrás.

Paso 2: Extienda los brazos hacia afuera, manteniéndolos a la altura de los hombros y paralelos al piso mientras comienza a hacer 20 círculos de brazos pequeños en un movimiento hacia adelante, ambos brazos se mueven simultáneamente.

Paso 3: Una vez que haya completado el movimiento hacia adelante, ahora circule los brazos hacia atrás.

Si le resulta difícil mover ambos brazos juntos, alterne uno por uno, para que parezca que sus brazos están haciendo el molino de viento. Todavía obtendrá el rango completo de movimiento y a medida que se fortalezca y mejore su movilidad, intente completar círculos más amplios y rápidos.

Entrenamiento de peso corporal superior 9– Extensiones de Tríceps

Trabaje de manera efectiva los músculos del tríceps, que se extienden a lo largo de la parte posterior de la parte superior del brazo desde el codo hasta el hombro en un movimiento rápido y eficiente conocido como la extensión de tríceps.

Paso 1: Colóquese en el piso o en la colchoneta, con las manos a los lados. Sus codos deben estar cerca de sus costados, doblados en un ángulo de 90 grados, sus pies presionados firmemente en el suelo.

Paso 2: Luego, levante su cuerpo del piso extendiendo sus brazos para impulsarse hacia arriba, elevando su cuerpo a una posición de mesa. Imagine que si alguien entrara y tratara de equilibrar una copa en su torso, podría hacerlo antes de que se mantenga firme.

Paso 3: Doble los brazos nuevamente cuando regrese a su posición de inicio de 90 grados, bajando el trasero hasta que casi toque la colchoneta y luego hacia arriba una vez más.

Repita este movimiento 24 veces (3 series de 8 repeticiones). A medida que comience a fortalecerse, aumente el número de repeticiones. Para mayor intensidad, levante la pierna izquierda del piso y sáquela frente a usted, mientras levanta su cuerpo del piso, manténgalo alejado del piso incluso cuando baje y vuelva a empujar hacia arriba. Cambie las piernas para trabajar ambos lados por igual.

Entrenamiento de la parte superior del peso corporal 10: flexiones con rotaciones de torsión.

A medida que empiece a sentir que su cuerpo se fortalece con cada movimiento de peso corporal que hace, desafíe aún más la parte superior de su cuerpo haciendo que su trabajo de brazos sea más fuerte que nunca cuando agregue una ligera variación a su movimiento de flexión: un giro en la parte superior.

Paso 1: Comience en una posición de plancha para este movimiento. Coloque los pies en línea con las caderas y los brazos directamente debajo de los hombros. Extienda los brazos hacia los lados para poder completar una lagartija sin sacrificar la forma.

Paso 2: Baje su cuerpo hacia el piso, complete la flexión y regrese a la posición inicial en la parte superior.

Paso 3: Cuando esté en la parte superior, gire la parte superior de su cuerpo hacia la derecha, levantando la derecha por encima de usted con la punta de los dedos apuntando hacia el techo. Mire su alcance mientras lo hace. Su pelvis y caderas deben mantenerse firmes, no permita que suba o baje durante el giro.

Paso 4: Regrese a la posición de plancha, complete otra flexión y gire a la izquierda esta vez cuando llegue arriba.

Repita este movimiento 16 veces (2 series de 8 repeticiones). A medida que comience a fortalecerse, aumente el número de repeticiones y la velocidad a la que completa el push-up y el giro.

Capítulo 3: Entrenamientos de la parte inferior del cuerpo.

Entrenamiento de peso corporal inferior 1: sentadillas

Uno viejo pero bueno. Las sentadillas trabajan múltiples grupos musculares al mismo tiempo, por lo que continúan siendo las favoritas de muchos entrenadores.

Paso 1: Comience parándose con los pies separados al ancho de los hombros, las rodillas ligeramente dobladas y asegúrese de que no estén apuntando sobre los dedos de los pies.

Paso 2: Coloque ambas manos ligeramente detrás de la cabeza a cada lado (la mano derecha debe estar detrás de la oreja derecha, la mano izquierda detrás de la oreja izquierda), con la punta de los dedos tocando ligeramente la parte posterior de la cabeza.

Paso 3: Imagine que tiene una silla directamente detrás de usted. Comience a doblar las caderas y las rodillas casi como si fuera a sentarse en esa silla. Asegúrese de que las rodillas no se extiendan más allá de los dedos de los pies mientras intenta sentarse, así es como sabe que tiene la postura correcta para el movimiento. Todo su peso debe transferirse a sus talones, ahí es donde está el foco.

Paso 4: Mantenga el pecho y los hombros en posición vertical durante el movimiento hacia atrás, asegúrese de no encorvarse hacia adelante. Si le ayuda, trate de concentrarse en un lugar o un objeto que esté directamente frente a usted para mantener el pecho y los hombros erguidos. Mantenga la cabeza y los ojos mirando al frente, no endurezca la espalda.

Paso 5: Sostenga la sentadilla por 2 segundos y regrese a su posición de pie, usando el peso de sus talones para ayudar a que su cuerpo retroceda.

Haga esto 16 veces (2 series de 8 repeticiones). A medida que se fortalezca, aumente el número de repeticiones.

Entrenamiento de peso corporal inferior 2: sentadillas de salto.

Las sentadillas de salto son un movimiento pliométrico que hará que su ritmo cardíaco aumente y queme más calorías a medida que lo hace.

Paso 1: Párese con los pies separados al ancho de los hombros, con las manos colocadas firmemente a cada lado de las caderas o bien juntas firmemente frente a usted (como lo haría en una sentadilla). Paso 2: Tal como se sentaría en una posición en cuclillas, repita el mismo movimiento excepto que esta vez, agregue un salto de alto impacto, después de la posición en cuclillas antes de volver a la posición vertical.

Paso 3: cuando salta, aterriza suavemente con ambos pies y no bloquee las rodillas, manténgalas relajadas, para que no se ejerza presión adicional en su articulación.

Los principiantes deberían intentar hacer esto 16 veces (2 series de 8 repeticiones). A medida que se fortalezca, aumente el número de repeticiones y trate de saltar más alto cada vez. Una vez que se vuelve más fuerte en el movimiento, puede comenzar a hacerlo más rápido también.

Entrenamiento de peso corporal más bajo 3 - Sentarse en la pared.

El sentarse en la pared lo ayudará a fortalecer sus cuádriceps, los isquiotibiales, pantorrillas y mejorar su equilibrio.

Paso 1: Comience parándose con la espalda contra la pared. Póngase de pie con los hombros hacia atrás. No debe estar parado demasiado cerca de la pared porque le resulta difícil doblar las rodillas.

Paso 2: Una vez que se haya posicionado cómodamente, comience levantando los brazos frente a usted, estirados a la altura de los hombros. Si tiene un mejor equilibrio, puede colocarlos en sus caderas.

Paso 3: Deslícese hacia abajo para sentarse, usando la pared como apoyo, hasta que tanto sus rodillas como sus caderas estén dobladas en un ángulo de 90 grados. Continúe manteniendo la parte superior de la espalda y los hombros erguidos (usando la pared como apoyo). Ambos pies deben estar firmemente planos sobre el suelo y el peso de su cuerpo distribuido de manera uniforme entre ambos pies.

Paso 4: Mantenga esta posición durante 30 segundos si es principiante antes de volver a la posición vertical. Si está más avanzado, puede intentar mantener la posición durante 60 segundos.

Repita este movimiento 12 veces (2 series de 6 repeticiones cada una). A medida que se fortalezca, aumente los intervalos de tiempo en 30 segundos cada vez.

Entrenamiento para bajar de peso corporal 4 - Estocadas frontales.

Las estocadas apuntan a tus cuádriceps, isquiotibiales, pantorrillas y músculos centrales, y se encuentran entre los ejercicios de peso corporal más efectivos para tonificar y desarrollar músculos.

Paso 1: Párese con los pies separados al ancho de los hombros, con las manos colocadas firmemente a cada lado de las caderas.

Paso 2: Avance un pie hacia adelante (puede comenzar con su derecha o su izquierda). Mantenga los hombros hacia atrás, hacia arriba y mire directamente frente a usted para mantener su postura.

Paso 3: Si primero da un paso adelante con su pie derecho, su peso debe estar sobre su pie izquierdo. Cuando esté listo, comience a doblar ambas rodillas hasta que haya alcanzado un ángulo de 90 grados.

Paso 4: Si da un paso adelante con el pie derecho primero, las rodillas no deben extenderse demasiado más allá de los dedos de los pies cuando se dobla en un ángulo de 90 grados. La parte superior del cuerpo y la mirada deben permanecer hacia adelante, enfocándose en el mismo lugar u objeto frente a usted. Esto lo ayudará a mantener el equilibrio.

Paso 5: Regrese a la posición de pie. Puede reanudar el movimiento con la misma pierna o cambiar de pierna.

Repita este movimiento 32 veces (16 estocadas por pierna). A medida que se fortalezca, aumente el número de repeticiones por pierna que haga.

Entrenamiento para bajar de peso corporal 5 - Estocadas de salto.

Al igual que las sentadillas de salto, estas estocadas de salto son un movimiento pliométrico que hará que su ritmo cardíaco aumente y queme más calorías a medida que lo hace. Debido a que esto se considera un ejercicio más avanzado, sólo avance a este movimiento de peso corporal cuando haya dominado el movimiento básico de la estocada.

Paso 1: Párese con los pies separados al ancho de los hombros, con las manos colocadas firmemente a cada lado de las caderas (como lo haría en una estocada).

Paso 2: avance un pie hacia adelante (puede comenzar con su derecha o su izquierda). Mantenga los hombros hacia atrás, hacia arriba y mire directamente frente a usted para mantener su postura.

Paso 3: Si primero da un paso adelante con su pie derecho, su peso debe estar sobre su pie izquierdo. Cuando esté listo, comience a doblar ambas rodillas hasta que haya alcanzado un ángulo de 90 grados.

Paso 4: Cuando esté en una posición de estocada, salta y simultáneamente cambia de pierna, aterrizando nuevamente en un salto, excepto que esta vez es con la pierna opuesta en la posición de 90 grados doblada hacia adelante. Si comenzó su estocada con el pie derecho, cuando salte, cambie en el aire, ahora debe aterrizar con el pie izquierdo. Asegúrese siempre de que su aterrizaje sea agradable y tranquilo, con las rodillas suaves.

Los principiantes deberían intentar hacer esto 16 veces (2 series de 8 repeticiones). A medida que se fortalezca, aumente el número de repeticiones.

Entrenamiento para bajar de peso corporal 6 - Estocadas inversas.

Este movimiento también funciona en los cuádriceps, específicamente los músculos en la parte superior delantera de las piernas, los glúteos y los músculos aductores en la parte interna de los muslos y las pantorrillas.

Paso 1: Párese con los pies separados al ancho de los hombros, con las manos colocadas firmemente a cada lado de las caderas.

Paso 2: Retroceda un pie (puede comenzar con su derecha o su izquierda). Mantenga los hombros hacia atrás, hacia arriba y mire directamente frente a usted para mantener su postura.

Paso 3: Si primero retrocede con el pie derecho, su peso debe estar sobre el pie izquierdo. Cuando esté listo, comience a doblar ambas rodillas hasta que haya alcanzado un ángulo de 90 grados. Baje la rodilla doblada hacia atrás tan lejos como pueda.

Paso 4: Si primero retrocede con el pie derecho, la rodilla izquierda no debe extenderse demasiado más allá de los dedos de los pies cuando se dobla en un ángulo de 90 grados. La parte superior del cuerpo y la mirada deben permanecer hacia adelante, enfocándose en el mismo lugar u objeto frente a usted. Esto lo ayudará a mantener el equilibrio.

Paso 5: Regrese a la posición de pie. Puede reanudar el movimiento con la misma pierna o cambiar de pierna.

Repita este movimiento 32 veces (16 estocadas por pierna). A medida que se fortalezca, aumente el número de repeticiones por pierna que haga.

Entrenamiento para bajar de peso corporal 7 – Puente de Glúteos

Si tiene problemas para ponerse en cuclillas o lanzarse debido a una lesión previa, este ejercicio es lo mejor que puede hacer para tonificar y fortalecer los glúteos, los isquiotibiales y la espalda baja al mismo tiempo.

Paso 1: Acuéstese sobre su colchoneta de ejercicios, boca arriba. Asegúrese de que su espalda no esté arqueada durante esta posición.

Paso 2: Doble las rodillas en posición vertical, manteniendo los pies firmemente en el suelo. Sus brazos deben estar a los lados, con las palmas hacia abajo, presionadas contra la alfombra para mayor soporte.

Paso 3: Cambie su peso a los talones mientras está acostado en esta posición. Cuando esté listo, levante las caderas, levantando la mitad inferior de su cuerpo de la alfombra sin arquear demasiado.

Paso 4: Cuando haya elevado las caderas lo más alto que pueda, apriete los músculos de los glúteos en la parte superior del movimiento. Imagine que tiene un lápiz entre sus glúteos y está tratando de apretarlos para evitar que el lápiz se caiga. Mantenga los abdominales apretados durante este movimiento para evitar que se arquee la zona lumbar.

Paso 5: Mantenga la posición por un segundo o dos y luego regrese a su posición inicial.

Repita este movimiento 16 veces (2 series de 8 repeticiones). A medida que se fortalezca, aumente el número de repeticiones y la longitud de su posición de espera en la parte superior.

Entrenamiento de peso corporal inferior 8 - Serie de boca de incendio

Este movimiento es excelente para mejorar la movilidad, lo que te ayudará a realizar los otros ejercicios de la parte inferior del cuerpo de manera más efectiva.

Paso 1: Colóquese sobre su tapete en una posición de mesa. Las palmas y las rodillas deben presionarse hacia abajo sobre la colchoneta, los abdominales deben estar apretados para que la espalda no se arquee ni se hunda.

Paso 2: Cuando esté listo, comience levantando una pierna hacia un lado, manteniéndola en una posición de 90 grados como lo hace.

Paso 3: Levante la rodilla doblada hasta el nivel de la cadera a su lado, sostenga por un segundo y luego regrese a su posición inicial original.

Paso 4: Haga un par de repeticiones en una pierna antes de cambiar de pierna.

Repita este movimiento 32 veces (2 series de 8 repeticiones por pierna). A medida que se fortalezca, aumente el número de repeticiones.

Capítulo 4: El entrenamiento del Core

Entrenamiento del core 1 - El giro ruso.

Esto suena como un movimiento de baile, pero esta maniobra va a quemar toda su sección del core y oblicuos.

Paso 1: Siéntese cómodamente en la colchoneta y doble las rodillas. Sus talones deben estar a una pulgada de sus glúteos.

Paso 2: Reclínese hacia atrás mientras mantiene su core apretado para comprometer sus músculos abdominales. Mantenga la espalda lo más recta posible y no se doble en el movimiento. Inclínese lo más atrás que pueda sin comprometer su forma.

Paso 3: Levante las manos frente a usted y júntelas. Comience a girar de izquierda a derecha y viceversa, manteniendo su core ocupado todo el tiempo.

Repita este movimiento 16 veces (2 series de 8 repeticiones). A medida que se fortalezca, recuéstese más en el movimiento para involucrar a su core aún más sin comprometer la forma. Para mayor intensidad, levante uno o ambos pies del piso mientras gira.

Entrenamiento del core 2 - Las bicicletas.

Realice este movimiento de peso corporal conocido como Las Bicicletas para apuntar sus oblicuos y el recto abdominal simultáneamente.

Paso 1: Acuéstese sobre la colchoneta, presionando su espalda baja contra el piso. No arquee la parte baja de su espalda.

Paso 2: Luego, coloque las manos detrás de la cabeza, tocando ligeramente la cabeza con los dedos. Doble las rodillas en ángulos de 90 grados.

Paso 3: Levante la parte superior del cuerpo hasta que sienta que los omóplatos se elevan del piso. No estire el cuello durante este movimiento. A medida que se levanta, gire la parte superior del cuerpo llevando el codo derecho hacia la rodilla izquierda mientras dobla la rodilla. La pierna derecha se extiende en un ángulo de 45 grados mientras lo hace.

Paso 4: Cambie de lado y haga lo mismo en el otro lado.

Repita este movimiento 20 veces (2 series de 10 repeticiones). A medida que se fortalezca, aumente el número de repeticiones.

Para este movimiento, no se trata de qué tan rápido puede ir, sino de qué tan bien puede mantener su forma durante todo el movimiento, por lo que está bien ir lento y estable siempre que lo haga bien.

Entrenamiento de peso corporal superior 3 - La patada de tijera.

Paso 1: Comience recostándose sobre su espalda, coloque sus manos en el piso, ya sea a su lado o debajo de la parte inferior de su espalda, si necesita apoyo adicional.

Paso 2: Levante la pierna un par de pulgadas del suelo. Levante los omóplatos del tapete, pero ahora estire o hale el cuello.

Paso 3: Cruce el tobillo izquierdo sobre el derecho, luego cambie y repita.

Repita este movimiento 16 veces (2 series de 8 repeticiones). A medida que se fortalezca, aumente el número de repeticiones.

Entrenamiento de la parte superior del peso corporal 4: Plancha de 2 puntos

Este movimiento puede ser difícil de hacer si aún no ha dominado la plancha básica, porque al mismo tiempo va a trabajar los músculos centrales mientras trabaja en su estabilidad.

Paso 1: Comience en una posición de plancha. Las manos deben estar directamente debajo de los hombros, las piernas estiradas detrás de usted mientras equilibras los dedos de los pies.

Paso 2: una vez que esté equilibrado y su torso esté bien y firme, levante la pierna izquierda del piso mientras estira simultáneamente el brazo opuesto (es decir, el brazo derecho) frente a usted. Mantenga durante 5 a 10 segundos.

Paso 3: A continuación, coloque la rodilla izquierda y el brazo derecho al mismo tiempo, cruzando su cuerpo mientras la rodilla y el codo se encuentran en el medio. Vuelva a su posición inicial y repita ese movimiento en el otro lado.

Repita ese movimiento 16 veces (2 series de 8 repeticiones a cada lado). Aumente sus repeticiones cuanto más fuerte sea.

Entrenamiento de la parte superior del peso corporal 5– Plancha boca arriba

Un movimiento que parece engañosamente simple, pero no lo es, porque crear un core fuerte y estable requiere mucho trabajo.

Paso 1: Comience recostándose sobre su espalda, con las piernas estiradas frente a usted. Extienda sus brazos por encima y apriete su core.

Paso 2: Concéntrece en presionar la parte baja de su espalda contra el tapete. Ahora, hale su ombligo hacia adentro, apretando su core.

Paso 3: Con cada inhalación que tome, levante ligeramente las piernas, los hombros y los brazos del piso. Mantenga sus abdominales apretados. Mantenga el movimiento durante 30 segundos antes de bajar de nuevo.

Repita este movimiento 8 veces para comenzar. A medida que se fortalece en el movimiento, aumente el número de repeticiones que puede completar, con el objetivo de ir más alto cada vez.

Entrenamiento de peso corporal superior 6– Patadas de Rana

Mejore sus abdominales habituales con este movimiento intenso.

Paso 1: Comience sentándose en la colchoneta, equilibrando los huesos del asiento. Debería poder levantar cómodamente sus pies ligeramente del piso. Los brazos deben estirarse hacia los lados de su cuerpo.

Paso 2: Mientras inhala, empuje hacia el pecho con un movimiento crujiente y al mismo tiempo, acerque los brazos para abrazarse alrededor de las rodillas. Exhale y suelte nuevamente en su posición inicial.

Repite este movimiento 20 veces (2 series de 10 repeticiones). A medida que se fortalezca en el movimiento, aumente el número de repeticiones y series que realiza.

Entrenamiento de la parte superior del peso corporal 7 - Roll-Down en Pilates

Paso 1: Siéntese en su colchoneta con los brazos levantados sobre la cabeza, las rodillas dobladas y los pies presionados firmemente sobre el piso. Cuando extienda los brazos hacia el techo, imagine que tira y alarga la columna vertebral.

Paso 2: Exhale la respiración y simultáneamente ruede hacia el piso con un movimiento suave y controlado. Mantenga los brazos cerca de la cabeza para que, cuando esté en el piso, estén directamente paralelos a éste.

Paso 3: Despegue lentamente de la colchoneta mientras exhala, en un movimiento lento y controlado y volver a su posición inicial original.

Repita este movimiento 12 veces en cada lado (2 series de 6 repeticiones). A medida que se fortalezca en el movimiento, aumente el número de repeticiones y series que realice.

Entrenamiento básico 8: Kick Crunches de Pie.

Paso 1: Párese con los pies separados a la altura de las caderas. Inhale y exhale algunas veces a medida que comienza a involucrar sus abdominales.

Paso 2: Mientras inhala, levante la pierna derecha del piso, extendiéndola en una patada frente a usted mientras simultáneamente lleva su mano izquierda hacia adelante casi como si fuera a tocar los dedos de la pierna derecha.

Paso 3: Mantenga sus abdominales ocupados durante todo el movimiento para que sienta que está crujiendo mientras está de pie. Regrese a la posición inicial y cambie de pierna, repitiendo este movimiento en el otro lado.

Haga esto 20 veces (2 series de 10 repeticiones cada una). Aumente el número de repeticiones a medida que se fortalece.

Entrenamiento básico 9: Abdominales Mariposas

Paso 1: Posiciónese sobre la colchoneta. Doble sus rodillas, juntando las plantas de sus pies. Sus brazos deben estar levantados sobre su cabeza, las plantas presionadas juntas.

Paso 2: Exhale mientras simultáneamente trae sus manos y rodillas uno hacia el otro, levantando sus omóplatos y sus pies del piso. Sus manos deben encontrarse con los dedos de sus pies.

Paso 3: Mantenga esta posición durante 5 segundos, apretando sus abdominales con fuerza antes de soltarlos y volver a comenzar.

Repita este movimiento 12 veces (2 series de 6 repeticiones). A medida que comience a fortalecerse, aumente el número de repeticiones.

Ejercicios del Core 10– Abdominal Corredor

Imagine que está corriendo, excepto esta vez sobre la colchoneta.

Paso 1: Comience de espaldas. Doble los codos en un ángulo de 90 grados al costado de su cuerpo. Involucre su core antes de comenzar este movimiento.

Paso 2: Enrolle en una posición sentada, trayendo el codo izquierdo y gírelo hacia la rodilla derecha, que va a levantar y doblar al mismo tiempo. Debería verse como si estuviera corriendo.

Paso 3: Baje y regrese a la posición inicial y repita este movimiento en el lado izquierdo.

Repita este movimiento 16 veces (2 series de 8 repeticiones). A medida que empiece a fortalecerse, aumente la cantidad de repeticiones y su velocidad.

Conclusión.

¡Felicidades! Y gracias por llegar hasta el final de este libro, esperamos que sea informativo y que pueda proporcionarle todas las herramientas que necesita para alcanzar sus objetivos, sean cuales sean.

¿Ve lo fácil que es obtener un entrenamiento de fuerza completo para su cuerpo sin la necesidad de equipo? El entrenamiento de calistenia es uno de los mejores entrenamientos que puede hacer debido a lo fácil que es seguirlo, ¡y puede hacerlo en cualquier lugar!

Realice estos movimientos de entrenamiento de fuerza uno a la vez en las áreas en las que necesita trabajar, o combine varios movimientos para una sesión intensa de entrenamiento de fuerza y comience a ver una diferencia real en su físico y estado físico antes de darse cuenta.

CPSIA information can be obtained
at www.ICGtesting.com
Printed in the USA
LVHW082116270720
661545LV00016BA/654

9 781913 796181